Leila Azouaou

E quanto às doenças renais hereditárias?

AF550835

Leila Azouaou

E quanto às doenças renais hereditárias?

Doenças renais metabólicas e de sobrecarga

ScienciaScripts

Imprint
Any brand names and product names mentioned in this book are subject to trademark, brand or patent protection and are trademarks or registered trademarks of their respective holders. The use of brand names, product names, common names, trade names, product descriptions etc. even without a particular marking in this work is in no way to be construed to mean that such names may be regarded as unrestricted in respect of trademark and brand protection legislation and could thus be used by anyone.

Cover image: www.ingimage.com

This book is a translation from the original published under ISBN 978-620-6-73056-9.

Publisher:
Sciencia Scripts
is a trademark of
Dodo Books Indian Ocean Ltd. and OmniScriptum S.R.L publishing group

120 High Road, East Finchley, London, N2 9ED, United Kingdom
Str. Armeneasca 28/1, office 1, Chisinau MD-2012, Republic of Moldova, Europe
Managing Directors: Ieva Konstantinova, Victoria Ursu
info@omniscriptum.com

Printed at: see last page
ISBN: 978-620-8-63327-1

Copyright © Leila Azouaou
Copyright © 2025 Dodo Books Indian Ocean Ltd. and OmniScriptum S.R.L publishing group

O QUE ACONTECE COM AS DOENÇAS RENAIS HEREDITÁRIAS?

DOENÇAS RENAIS DO METABOLISMO E DA SOBRECARGA

PR AZOUAOU LEILA

PREÂMBULO

Este manual foi concebido como um auxiliar para os estudantes de nefrologia. O seu objetivo é ajudá-los a compreender os mecanismos subjacentes à doença e as suas consequências.

Apresenta uma panorâmica geral da informação atual sobre doenças renais hereditárias, com especial ênfase no diagnóstico e tratamento da doença renal hereditária de sobrecarga e da doença metabólica. Os resultados esperados oferecem a esperança de novos progressos no futuro.

ÍNDICE

INTRODUÇÃO

As doenças renais raras podem ser desmembradas em três grupos de condições:

- **anomalias congénitas do desenvolvimento renal,**
- **identificou doenças renais monogenéticas,**
- **síndromes nefróticas.**

Estas doenças têm em comum uma incidência rara, uma apresentação fenotípica que varia consoante a idade, um risco de progressão para insuficiência renal, hipertensão e possíveis repercussões no crescimento das crianças.

Todas estas doenças raras requerem um tratamento precoce e adequado para retardar a sua progressão, bem como um acompanhamento prolongado, pois muitas delas duram toda a vida adulta... Podem ser divididas em **dois grupos de doenças**: congénitas e hereditárias.

1º grupo - anomalias congénitas do desenvolvimento renal

Caracterizam-se por rins malformados (displasia renal) ou rins mais pequenos (hipoplasia). Estas anomalias podem ser estritamente isoladas, ou por vezes associadas a malformações urinárias ou extra-renais. Podem ser assintomáticas e muitas são detectadas por ecografia pré-natal. Podem ter várias causas, genéticas, ambientais ou incertas.

2º grupo - doenças renais hereditárias monogénicas identificadas

Podem afetar qualquer estrutura do nefrónio e requerem um tratamento especial. cuidados específicos precoces :

- **Tubulopatias**: Síndrome de Bartter, síndrome de Gitelman, síndrome de Lowe, síndrome de Fanconi, síndrome de Dent, hipouricemia, acidose, raquitismo hipofosfatémico, cistinose, etc.
- **Doenças císticas**: distrofia cística, doença renal policística recessiva, doença

renal policística infantil dominante, esclerose, doença tuberosa de Bourneville, doença de von Hippel-Lindau, síndromes glomerulocísticas, etc.

• **Doenças tubulointersticiais**: nefronoftise, síndroma BOR e Bardet-Biedl, hiperuricemia familiar, doença cística medular renal.

• **Doenças glomerulares**: síndrome de Alport, osteo-onico-displasia, síndrome nefrótica hereditária cortico-resistente (SN), SN finlandesa, glomerulosclerose focal autossómica dominante, SN autossómica recessiva cortico-resistente, síndrome de Denys-Drash, síndrome de Frasier, esclerose mesangial difusa autossómica recessiva, síndrome de Pierson, síndrome de Chimke, síndrome de Galloway, hematúria benigna familiar, etc.

• **Litíase metabólica**: oxalose, cistinúria-lisinúria, hipercalciúria idiopática...

• Certos **tumores renais, hereditários ou não** (Wilms)

3º grupo - Síndromes nefróticas

Estas incluem a nefrose idiopática e outras glomerulopatias crónicas idiopáticas (glomerulonefrite extra-membranosa ou glomerulonefrite causada por aloimunização fetal, etc.).

I- ALGUMAS CARACTERÍSTICAS GENÉTICAS

A primeira célula do embrião contém toda a informação genética que lhe permitirá fabricar os elementos de que cada célula necessita ao longo da sua vida. Na célula, o material genético toma a forma de filamentos, ou cromossomas, que podem ser observados ao microscópio.

O que é um cromossoma?

As células somáticas de um organismo humano contêm 46 cromossomas no seu núcleo, divididos em 23 pares. Cada par é constituído por uma cópia do cromossoma herdado do pai e uma cópia do cromossoma herdado da mãe. Existem 22 pares de cromossomas, idênticos em ambos os sexos, chamados autossomas; estão numerados de 1 a 22.

O 23.º par é constituído por dois dos chamados cromossomas sexuais. São essenciais para a determinação do sexo e são diferentes nas mulheres e nos homens. Nas mulheres, o par 23 é formado por um cromossoma X da mãe e um cromossoma diferente, o cromossoma Y, do pai. Apenas os núcleos das células sexuais reprodutivas (óvulos nas mulheres e espermatozóides nos homens) têm uma única cópia de cada par de cromossomas e contêm 23 cromossomas. O óvulo fecundado, resultado da união do óvulo e do espermatozoide, contém o material genético de ambos os pais. Esta primeira célula multiplica-se para formar os vários milhares de milhões de células que constituem o ser humano.

Como é determinado o género?

Os cromossomas sexuais estão distribuídos aleatoriamente nas células sexuais. Na mulher , o óvulo contém um dos dois cromossomas X . No homem, o esperma contém o cromossoma X ou Y. Se a primeira célula do embrião contiver dois cromossomas X (um da mãe e outro do pai), o embrião será uma menina. Se esta primeira célula contiver um cromossoma X (da mãe) e um cromossoma Y (do pai), o embrião é um rapaz.

O que é um gene?

É a unidade elementar do património genético de todos os seres vivos. O conjunto de genes determina tanto as caraterísticas comuns a todos os membros de uma espécie como as caraterísticas específicas de cada indivíduo. Estima-se que o ser humano tenha 30.000 genes diferentes. Os genes estão localizados nos cromossomas e são constituídos por uma molécula chamada ácido desoxirribonucleico (ADN), na qual as bases se sucedem numa ordem precisa. Um gene é uma região do ADN que codifica, ou por outras palavras, dirige a produção de uma ou mais proteínas. As proteínas podem ser vistas como as máquinas-ferramentas que fazem o corpo funcionar. Mas **este** funcionamento é complicado. A expressão de um gene varia ao longo do tempo e varia de um órgão para outro. Além disso, as proteínas interagem umas com as outras e as suas interações mudam com o tempo. Cada proteína é constituída por aminoácidos numa ordem precisa. É a sucessão normal dos grupos de três bases no gene que determina a sucção normal dos aminoácidos na proteína correspondente, garantindo assim o funcionamento correto da proteína.

O que é uma mutação?

Trata-se de uma alteração química súbita na sequência genética que resulta numa alteração da informação codificada pelo gene: diz-se que o gene modificado é um gene mutado. Esta alteração da informação pode ser transmitida aos descendentes de uma pessoa afetada. As mutações são responsáveis pela evolução das espécies. As suas causas não são bem conhecidas. Para uma determinada doença hereditária, a posição da mutação no gene e/ou o tipo de alteração genética variam.Dependendo da sua posição no gene ou do seu tipo, uma mutação pode ser responsável porA ausência da proteína que normalmente codifica o gene ;Ou a produção de uma proteína defeituosa que não funciona corretamente. A posição da mutação no gene e/ou o seu tipo pode variar de uma família para outra. Mas todos os membros de uma família, se forem afectados, têm a mesma mutação.

II- ORGANIGRAMA DAS NEFROPATIAS, DOENÇAS "HEREDITÁRIAS" DO METABOLISMO, DOENÇAS DE SOBRECARGA

1- Nefropatias glomerulares e doenças "hereditárias" do metabolismo, doenças de sobrecarga

- Doenças lisossómicas:
  - Fabry
  - Canhoto
  - Nefrosialidose
  - Outros (Hurler, gangliosidose, esfingolipidose)
- Diabetes
- Amiloidose
- Deficiência familiar de lecitina-colesterol acil transferase
- Glomerulopatia lipoproteica

2- **Nefropatias tubulointersticiais e doenças "hereditárias" da metabolismo, doenças**

sobrecarga

- Glicogénese
- Cistinose
- Tirosinose
- Oxalose

III-NEFROPATIAS GLOMERULARES E DOENÇAS "HEREDITÁRIAS" DO METABOLISMO, DOENÇAS DE SOBRECARGA

1- Doença lisossómica

O corpo humano é constituído por vários milhares de milhões de células. Cada célula é delimitada por uma membrana que envolve o citoplasma, que contém o núcleo e um certo número de estruturas diferentes, incluindo os lisossomas, essenciais para o bom funcionamento do organismo [1]. Os lisossomas são pequenas formações, também delimitadas por uma membrana. São os locais de limpeza da célula. De facto, é nos lisossomas que as substâncias aí transportadas são cortadas em pedaços. Lembre-se que esta destruição faz parte do processo normal da vida e que a matéria viva está em perpétuo estado de renovação. Quando os lisossomas não funcionam, este processo de limpeza deixa de ser garantido: as moléculas não degradadas acumulam-se e perturbam as funções das células [2].

A doença de Fabry é uma doença rara; de acordo com estudos efectuados, estima-se que a sua frequência se situe entre 1 em 40.000 e 1 em 100.000 [3]. Ocorre em todos os países. Foi em 1898 que dois dermatologistas, Johannes Fabry (na Alemanha) e William Anderson (em Inglaterra) relataram, independentemente um do outro, as primeiras descrições da doença[4] .

Numerosas observações de pacientes.

Numerosas observações de pacientes permitiram posteriormente descrever vários aspectos clínicos e compreender progressivamente que :

- A doença caracteriza-se pela acumulação de material lipídico anormal nas células do organismo.
- Este material acumula-se nos lisossomas, estruturas especiais da célula.
- Esta acumulação deve-se a uma deficiência de uma enzima presente no lisossoma, a galactosidase A

- A doença é hereditária, estando a transmissão nas famílias ligada ao cromossoma X.

1- Definição: A doença de Fabry é uma doença dos lisossomas.

O corpo é constituído por vários milhares de milhões de células. Cada célula é constituída por um citoplasma delimitado por uma membrana. No citoplasma, existe um núcleo (que contém os cromossomas) e várias estruturas diferentes, incluindo os lisossomas, que são essenciais para o bom funcionamento do organismo. Os lisossomas são pequenas formações ligadas a uma membrana. São os locais de reciclagem da célula. É nos lisossomas que as substâncias são cortadas e transportadas. Lembre-se que esta destruição faz parte do processo normal da vida e que a matéria viva está constantemente a ser renovada. Quando os lisossomas não estão a funcionar, esta reciclagem deixa de ser assegurada: as moléculas não degradadas acumulam-se e perturbam as funções das células [5].

O que acontece na doença de Fabry?

A doença resulta da deposição anormal nas células de uma substância glicoesfingolípida, a globotriaosilceramida (abreviada para Gb3; GL3), também conhecida como trihexósido de ceramida.

O principal defeito responsável é uma deficiência na a-galactosidase A, a enzima que normalmente degrada o GL3 . Esta importante descoberta nos anos 60 tornou possível o diagnóstico da doença através da medição da atividade da a-galactosidase A no sangue dos rapazes [6].

As técnicas que permitem a produção de grandes quantidades de a-galctosidase A humana por engenharia genética estimularam a investigação que conduziu ao desenvolvimento da terapia de substituição enzimática, abrindo uma nova era no tratamento da doença de Fabry. Este tratamento é atualmente combinado com o tratamento sintomático [7].

A transmissão da doença de Fabry nas famílias

Estudos efectuados em famílias de doentes sugeriram durante muito tempo que a transmissão era recessiva ligada ao X

Critérios para reconhecer a doença nas famílias

- A doença aparece em rapazes

- As mulheres podem não ter quaisquer sinais da doença, ou podem apresentar uma forma mais grave.

geralmente menos graves do que nos homens.

- Um homem doente não tem filhos doentes, mas transmite a anomalia de gene para estas raparigas.

- Uma mulher afetada pode transmitir a anomalia genética aos seus filhos e filhas.

Foi em 1986 que o gene que codifica a a-galactosidase A , localizado no cromossoma X, foi identificado e denominado GLA . Esta descoberta abriu caminho a estudos moleculares para identificar mutações no gene em doentes. Foram caracterizadas mais de duzentas mutações no gene GLA, a maior parte das quais são únicas em cada família [8].

Algumas definições essenciais?

Se a mutação do gene GLA for encontrada em :

- Diz-se que o cromossoma X único de um homem é

hemizigoto doente :

- Um dos 2 cromossomas X da mulher, diz-se que a mulher tem

o portador da mutação é heterozigótico ou portador.

- Diz-se que os 2 cromossomas X da mulher são homozigóticos.

Qual é o risco de transmissão da doença às crianças?

O risco de transmissão da doença de pais para filhos depende do união de tipos . são possíveis três tipos de união .

1- **União de uma mulher heterozigótica com um homem saudável** .

Nesta mãe, um dos cromossomas X é portador do gene mutado e o outro é portador do gene normal. Em cada gravidez, cada rapaz tem um risco de 1 em 2 de ser doente e cada rapariga um risco de 1 em 2 de ser portadora heterozigótica. O rapaz e a rapariga que são geneticamente podem ser tranquilizados de uma vez por todas para si próprios e para os seus descendentes [9].

2- A união de um homem hemizigoto doente e de uma mulher saudável

Neste homem, o cromossoma X transporta o gene mutado. Todas as raparigas recebem este cromossoma X; são heterozigóticas e correm o risco de transmitir a anomalia, geralmente a alguns dos seus filhos. Os rapazes recebem o cromossoma Y do pai; todos não são afectados.

3- União de um homem hemizigoto doente e de uma mulher heterozigota

Esta situação é excecional, exceto em casos de consanguinidade. É a única situação em que pode nascer uma filha homozigótica, com os seus 2 cromossomas X portadores do gene mutado.

4- Uma localização excecional

A doença surge num rapaz cuja mãe não é portadora da doença.

A mutação, chamada neomutação, ocorreu subitamente durante a fertilização.

. Como explicado acima, este rapaz corre o risco de transmitir a mutação às suas filhas.

A doença pode apresentar-se sob diferentes formas clínicas:

A acumulação de observações clínicas e a sua comparação com os resultados de diagnósticos biológicos e/ou genéticos permitiram distinguir diferentes aspectos clínicos:

- A deficiência completa de a-galactosidase A e a consequente acumulação de depósitos anormais de GL3 são responsáveis pelas manifestações clínicas (dor, cutâneas, oculares, renais, cardíacas, neurológicas, etc.) observadas em homens hemizigóticos com a forma clássica da doença de Fabry [10][.

- Tradicionalmente, pensava-se que as mulheres heterozigóticas com a mutação apresentavam poucos ou nenhuns sintomas. Atualmente, sabemos que muitas destas mulheres têm sintomas e que a doença tem um início mais tardio e é mais moderada do que nos homens. No entanto, pode apresentar-se com a mesma gravidade.

- Alguns médicos relataram observações atípicas caracterizadas por envolvimento cardíaco tardio em homens hemizigotos com atividade residual de a-galactosidase A.
- Outros relataram observações atípicas caracterizadas por um envolvimento renal aparentemente isolado (forma clínica conhecida como variante renal) [11] .

Como explicar a variabilidade clínica nas mulheres

Para compensar o facto de os rapazes (XY) possuírem um único conjunto de genes localizados no cromossoma X, em comparação com as raparigas (XX), é criado um mecanismo complexo e ainda não resolvido - a inativação do cromossoma X - nas raparigas.

Este mecanismo tem 3 pontos:

-Nas células somáticas de uma mulher, apenas um cromossoma X está ativo. O segundo cromossoma X permanece condensado e, portanto, inativo, o que significa que os produtos genéticos deste cromossoma não podem ser produzidos.

-A desativação do cromossoma X ocorre muito cedo na vida embrionária (entre os 3 dias e o final da primeira semana de desenvolvimento).

-Em cada célula, o cromossoma X inactivado pode ser de origem paterna ou materna; numa dada célula, a inativação de um destes dois cromossomas é totalmente aleatória. Mas, uma vez estabelecida, a inativação é permanente e é transmitida de forma estável e irreversível às células filhas durante a divisão celular.

Quando ambos os cromossomas X são normais, um ou outro, a proteína produzida é normal. Mas a situação muda se um dos dois cromossomas for portador de um gene mutado. Isto leva ao mosaicismo celular, com proporções variáveis de células em que o gene normal ou anormal está ativo. A inativação do cromossoma X leva a esta variabilidade clínica, que vai desde manifestações menores até à expressão completa da doença e pode ser observada de uma mulher para outra, e mesmo em mulheres da mesma família [12].

A acumulação de GL3

O GL3 pode acumular-se nos lisossomas da maioria das células que constituem os tecidos e, principalmente, nos :

- Vasos sanguíneos de todo o corpo (células endoteliais e células musculares lisas).
- O olho na córnea (nas células epiteliais)
- O coração (nas células musculares)
- O sistema nervoso autónomo (nas células ganglionares)

Quais são as consequências desta acumulação nas células?

As células em que os glicolípidos se acumulam nos lisossomas são grandes e têm um aspeto anormalmente claro à microscopia ótica. As colorações especiais numa amostra previamente congelada permitem confirmar que estes depósitos são glicolípidos. Por fim, a microscopia eletrónica mostra que estes depósitos correspondem a inclusões densas e laminadas, com um aspeto estriado, tipo bolbo de cebola, e que são limitados por uma membrana simples.

Nos homens hemizigotos com a forma clássica, estes depósitos encontram-se em todos os tecidos. No glomérulo renal, por exemplo, esta acumulação de depósitos é difusa, afecta todas as células numa fase inicial e provavelmente aumenta com a idade.

Nas mulheres heterozigóticas com a mutação, a acumulação de depósitos apenas afecta um determinado número de células [14].

2- **Clínica :**

a- **Anomalias clínicas nos rapazes hemizigotos 1- Anomalias renais**

Anomalias da função tubular

as células tubulares são alteradas durante Fabry como resultado de depósitos, levando a poliúria nocturna.

Proteinúria

Corresponde à presença de proteinúria precedida de microalbuminúria e surge entre os 20 e os 30 anos de idade, por vezes antes dos 10 anos. Mantém-se moderada e raramente evolui para uma síndrome nefrótica. **Hematúria microscópica:**

Ocorre num terço dos homens hemizigóticos doentes e está associada a proteinúria.

As cruzes de Malta

A urina pode conter células tubulares carregadas de glicolípidos que se desprenderam da parede do túbulo. Estas células assumem um aspeto caraterístico de cruz de Malta quando a urina é observada em microscopia ótica e polarizada.

Insuficiência renal

Todos os homens hemizigóticos com a forma clássica correm o risco de desenvolver insuficiência renal durante a sua vida. Normalmente aparece por volta dos 30 anos, por vezes antes dos 20. A taxa de progressão varia de doente para doente.

Tensão arterial elevada

Ocorre em menos de metade dos homens. A tensão arterial deve ser monitorizada em todos os homens com fabry.

2- **Doença cardíaca em homens hemizigotos :**

A localização preferencial dos depósitos de GL3 determina as principais manifestações cardíacas.

Onde se situam os depósitos

- Nas células musculares cardíacas.
- Nas válvulas cardíacas, especialmente nas válvulas aórtica e mitral.
- Nas cordas da válvula mitral.
- Em todos os tecidos nervosos de condução intra-cardíaca.
- Nas células endoteliais que revestem os vasos do coração .

A maior acumulação de depósitos encontra-se no ventrículo esquerdo e na válvula mitral. Consequentemente, a hipertrofia ventricular esquerda, a lesão das válvulas cardíacas e os distúrbios de condutância são as manifestações mais comuns e frequentemente as mais precoces da doença de Fabry[15].

Hipertrofia do ventrículo esquerdo

Esta é uma das manifestações mais comuns da doença de Fabry e é secundária à acumulação de GL3 nas células musculares cardíacas. Esta acumulação começa nos primeiros meses de vida fetal e continua ao longo da vida.

Danos nas válvulas cardíacas:

Envolvimento da válvula mitral

A insuficiência mitral é o tipo mais comum de lesão valvular. É expressa pela descoberta de um sopro que surgiu na infância ou na adolescência.

Danos na válvula aórtica

É menos frequente. Representa geralmente uma forma moderada de estenose aórtica. O diagnóstico baseia-se na auscultação, que revela um sopro anormal, e no eco-doppler.

Complicações coronárias :

- Angina de esforço
- Enfarte do miocárdio.

Perturbações da condução cardíaca :

Os distúrbios do ritmo cardíaco ocorrem quando a excitação eléctrica tem origem noutro local que não o nódulo sinusal ou quando a onda eléctrica já não segue as vias normais de propagação. A infiltração dos depósitos das vias de condução pode alterar a condução cardíaca.

3- Danos neurológicos: Acidentes cerebrovasculares :

Podem ocorrer em homens adultos jovens, mas podem ser tardios.

As manifestações clínicas variam em termos de gravidade: náuseas ou vómitos visão dupla, problemas de equilíbrio, tonturas com marcha trémula, por vezes paralisia de um braço, de uma perna ou de um lado do corpo (hemiplegia). . Estes acidentes podem ser transitórios (regridem) ou permanentes (não regridem). São devidos a uma lesão do cérebro, mais frequentemente da parte posterior.

4- Dor

A dor está presente em quase 90% dos rapazes hemizigotos com a forma clássica. Sabemos que as pequenas fibras nervosas são afectadas, em particular as que dão ao cérebro informações sobre as sensações de contacto com o calor ou o frio.

Acroparestesia

Trata-se de formigueiros, picadas de agulhas, queimaduras persistentes e/ou dores intensas sob a forma de sacudidelas, choques eléctricos ou pontadas, por vezes descritas como excruciantes. A sua intensidade, quando o diagnóstico ainda não foi efectuado, pode levar a criança a ser internada de urgência no hospital.

Estas dores ocorrem nas mãos e nos pés, irradiando para os antebraços e braços, e para as coxas. Aparecem nos rapazes, geralmente na infância, entre os 3 e os 12 anos, por vezes durante a adolescência e mais raramente após os 16 anos.

Podem ocorrer em ataques mais ou menos espaçados, mais ou menos longos.

A dor pode durar de alguns minutos a algumas horas, ou mesmo alguns dias, cedendo e deixando por vezes uma dor permanente e menos intensa.

5- Anomalia do suor

São causadas por lesões nas pequenas fibras nervosas responsáveis pela transpiração ou lesões nas glândulas sudoríparas.

As perturbações manifestam-se desde a primeira infância. A criança não transpira (anidrose) ou, mais frequentemente, transpira pouco (hipoidrose). Estas anomalias da transpiração são responsáveis pela intolerância ao calor; esta intolerância é marcada por febre, desconforto respiratório, náuseas, vómitos e, eventualmente, perda de consciência. No mínimo, a criança deve ser arrefecida e reidratada. A intolerância ao calor leva à intolerância ao esforço físico.

Estas perturbações podem ser acompanhadas de uma redução da produção de lágrimas ou saliva .

6- **Angioqueratomas**

São pequenas lesões cutâneas que aparecem nos rapazes, geralmente na adolescência, por volta dos 16 anos, por vezes mais cedo, geralmente após acroparestesia. São caraterísticas da doença de Fabry e correspondem a dilatações dos capilares sanguíneos localizados na derme superficial.

No entanto, alguns homens com a forma clássica nunca desenvolvem angikeratomas. Os angioqueratomas são inicialmente punctiformes, variando de vermelho escuro a azul escuro, não branqueiam à pressão, são planos ou elevados e são normalmente hiperqueratóticos.

Podem ser encontradas no estômago à volta do umbigo, nas ancas, nas nádegas, na parte inferior das costas, nas coxas e nos órgãos genitais externos.

São frequentemente simétricas e raramente afectam a face.

O seu número varia de doente para doente. Por vezes são raros, isolados, por vezes afectando as pontas dos dedos, ou encontrados através de um exame cuidadoso da pele à volta dos órgãos genitais ou do umbigo. Por vezes, são numerosas.

agrupados em grandes áreas do corpo, o seu tamanho e/ou número pode aumentar com a idade.

7- Doenças do aparelho digestivo

Estas perturbações são frequentes e São causadas por depósitos nas células intestinais e nos nervos do sistema nervoso autónomo.

As náuseas, os vómitos, a sensação de abdómen distendido e o desconforto após as refeições podem levar ao medo de certos alimentos e ser responsáveis por uma frequente falta de peso ou perda de peso. Pode ocorrer hemorragia digestiva, o que pode levar a erros de diagnóstico.

As crises abdominais dolorosas podem simular uma apendicite ou uma cólica nefrítica, levando a investigações do aparelho digestivo ou urinário e, por vezes, a intervenções cirúrgicas.

8- Tonturas e diminuição da audição

Vertigem

São devidas a lesões no vestíbulo. As vertigens graves podem surgir na adolescência e persistir na idade adulta. Podem durar vários dias, ou repetir-se frequentemente, ou dar lugar a uma sensação de instabilidade permanente. Podem estar associadas a náuseas, vómitos ou zumbidos nos ouvidos.

Redução da audição

A deficiência auditiva deve-se a lesões do ouvido interno e está frequentemente associada a lesões vestibulares. A deficiência auditiva pode ser aparente ou detectada através de um audiograma. O controlo da audição baseia-se no audiograma, que permite quantificar a perda de audição de um exame para o outro.

O aparecimento súbito de surdez é uma emergência médica.

9- Fadiga

Os ataques dolorosos, a intolerância ao esforço e a intolerância ao calor são frequentemente acompanhados por uma fadiga grave. O doente aprende a poupar energia.

10- Doenças pulmonares :

Foram descritas lesões pulmonares em homens jovens não fumadores. As lesões pulmonares assemelham-se a expetoração e tosse associadas a bronquite, o que justifica deixar de fumar.

11- Linfedema

Edema das pernas devido a uma má circulação linfática.

12- Envolvimento ocular

o olho é frequentemente afetado pela doença de fabry? os danos oculares são muito graves.

variável .

depósitos na córnea

Estes depósitos podem por vezes aparecer nas crianças. São muito discretos e dão à córnea um aspeto turvo. Com o passar do tempo, a córnea adquire um aspeto redemoinhado, muito caraterístico de uma córnea em vidro despolido.

Opacidades do cristalino

Estas opacidades formam linhas brancas que atravessam a parte posterior do cristalino.

Numa fase avançada, podem ser responsáveis pela opacificação do cristalino; este é o carácter do raio da roda.

Outras anomalias

Também pode ocorrer dilatação dos vasos da conjuntiva ou da retina.

observados, mas não têm consequências clínicas.

- **13 Formas atípicas de homens hemizigotos: A variante cardíaca :**

Esta forma foi descrita em homens com 40 anos ou mais, com atividade residual da a-galactosidase A sem nenhum dos sinais clássicos de Fabry. Estes homens apresentam-se erradamente como tendo doença cardíaca isolada, especificamente hipertrofia ventricular esquerda, o que coloca numerosos problemas de diagnóstico.

Variante renal :

Quando a doença de Fabry é diagnosticada, alguns homens apresentam uma insuficiência renal isolada grave, estando a maioria em diálise. Muitas vezes, o diagnóstico só é feito quando são encontrados depósitos caraterísticos numa biopsia renal.

b- Manifestações em raparigas/mulheres heterozigóticas Manifestações clínicas

Durante muito tempo, pensou-se que as raparigas não sofriam da doença de Fabry. No entanto, sabia-se que 70-80% delas desenvolviam depósitos na córnea na idade adulta. De facto, a dor nas extremidades pode ocorrer durante a infância ou adolescência em muitas raparigas. Por vezes, estas dores não são muito agudas, mas podem ser tão intensas como nos rapazes. Da mesma forma, estas raparigas podem apresentar uma diminuição da transpiração, um aumento do número de dias de transpiração. intolerância ao esforço, ao calor, convulsões febris, dores abdominais, problemas digestivos como vómitos e diarreia, tonturas, zumbidos, fadiga, falta de ar, linfedema e outros sintomas que comprometem a sua vida normal. Se houver uma história familiar, qualquer um destes sintomas deve levantar a possibilidade de um diagnóstico. Algumas mulheres apresentam complicações cardiovasculares, acidentes vasculares cerebrais e, mais raramente, complicações renais comparáveis às observadas nos homens hemizigóticos. O órgão mais frequentemente afetado é o coração, o que pode resultar num aumento da espessura das paredes do coração (hipertrofia ventricular esquerda). Após os 50 ou 60 anos de idade, pode surgir uma perturbação da condução entre a aurícula e o ventrículo, o que obriga à colocação de um pacemaker. A insuficiência cardíaca é rara. Raramente, ocorrem lesões renais na idade adulta [16].

3- Lesões histológicas Microscopia de luz :

As lesões de acumulação de esfingolípidos podem ser observadas em secções retiradas de biópsias fixadas e incluídas em parafina. Nos glomérulos, esta sobrecarga está presente nos podócitos: são volumosos, o seu citoplasma é invadido por microvacúolos que dão uma aparência. Nas secções da amostra incluída em parafina, estes vacúolos estão vazios com as diferentes colorações. Em grande ampliação, as inclusões são de tamanho variável, vazias ou densas. Esta sobrecarga encontra-se nas células epiteliais da cápsula de Bowman; é mais difícil de reconhecer nas células mesangiais e endocapilares. Podem acrescentar-se outras lesões: espessamento da matriz mesangial com ou sem proliferação de células mesangiais, lesões segmentares fibro-hialinas e progressão para esclerose global.

A nível tubular, a sobrecarga é muito significativa nos tubos distais, enquanto os tubos proximais são geralmente normais. Nos vasos

É importante avaliar os danos nas células endoteliais dos capilares peritubulares para o acompanhamento da terapia génica [17].

Imunofluorescência: a imunofluorescência é frequentemente negativa. Pode revelar depósitos glomerulares segmentares não específicos de IGM e depósitos vasculares de C3[18].

Microscopia eletrónica :

Todas as células glomerulares contêm inclusões densas anormais. Estas inclusões variam em tamanho e forma. São geralmente limitadas por uma membrana simples. Podem assumir diferentes aspectos: quer um aspeto totalmente compacto, quer um aspeto laminado com alternância regular de bandas claras e escuras, mais frequentemente uma estrutura concêntrica em bolbo de cebola, com lamelas de espessura irregular que constituem os corpos de mielina, ou uma organização complexa de lâminas densas. Estas inclusões são muito numerosas nos podócitos ou grandes inclusões que frequentemente deslocam o núcleo. São menos abundantes noutras células glomerulares. São menos abundantes noutras células glomerulares. Encontram-se em grande número nas células tubulares distais e de forma discreta nas células proximais. Nos vasos, estão presentes em todas as células endoteliais e musculares lisas

[19].

a- Homens hemizigotos

Lesões de sobrecarga em indivíduos do sexo masculino:

- Todas as células glomerulares
- Todas as células vasculares e intersticiais
- Certas células dos túbulos distais

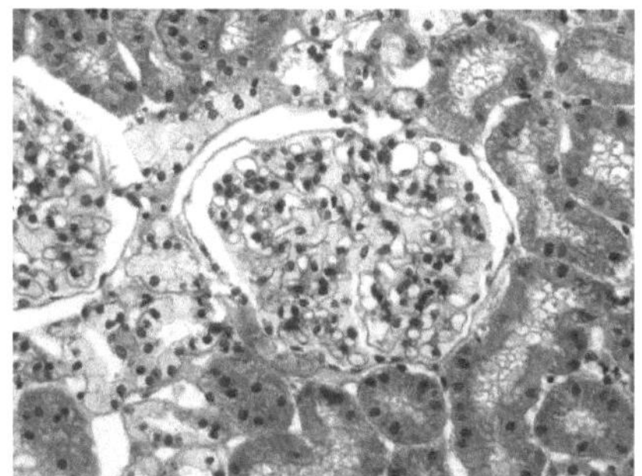

Figura 1: Lesões de Fabry [20].

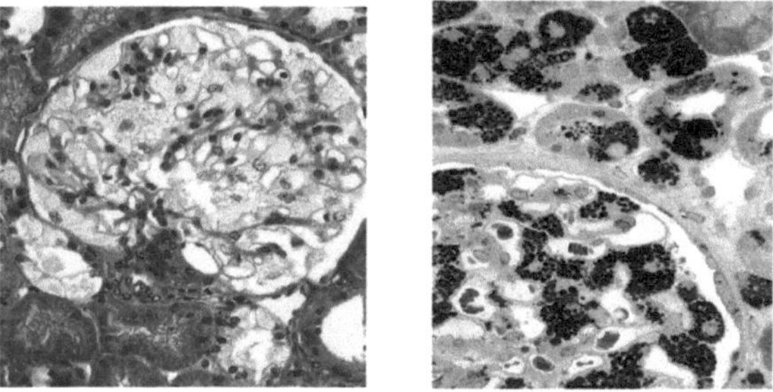

Figura 2: Lesões de sobrecarga glomerular . [21]

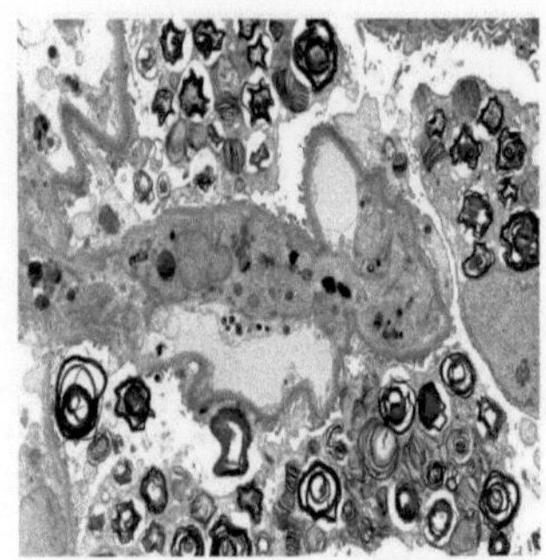

Figura 3: Lesões de sobrecarga tubular[22].

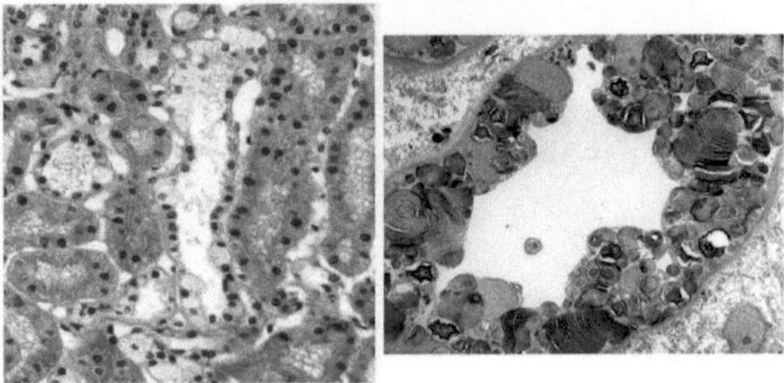

Figura 4: Lesões de sobrecarga tubular na doença de Fabry. [23]

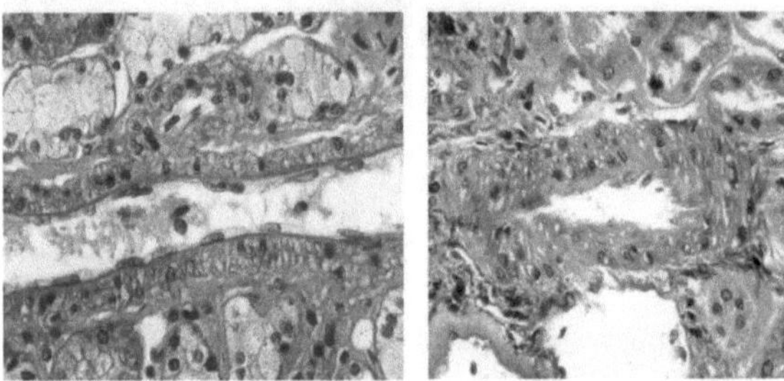

Figura 5: Lesões de sobrecarga arterial na doença de Fabry. [24]

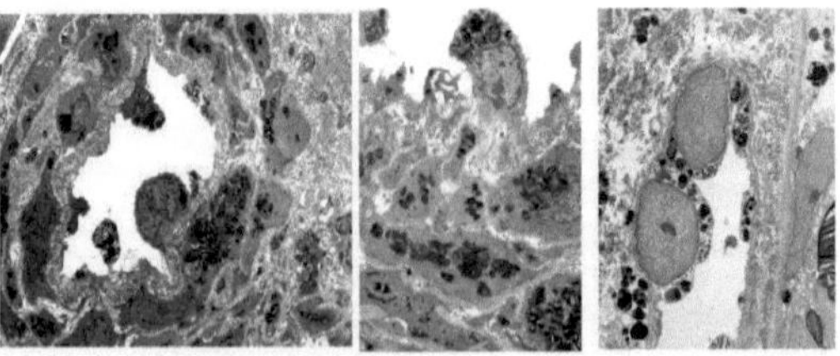

Figura 6: Lesões de sobrecarga arterial e capilar na doença de Fabry[25].

b- Em mulheres heterozigóticas Lesões de sobrecarga em indivíduos do sexo feminino: Envolvimento irregular do

–células glomerulares

–células vasculares e intersticiais

- certas células dos túbulos distais

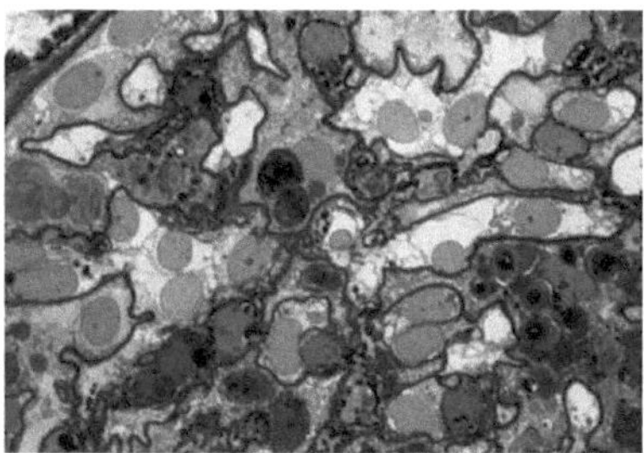

Figura 7: Envolvimento irregular na doença de Fabry. [26]

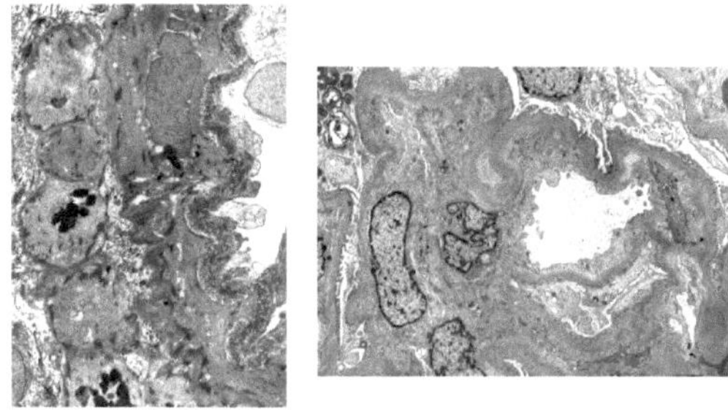

Figura 8: Sobrecarga de células irregulares na doença de Fabry. [27]

Lesões degenerativas :

– Necrose de miócitos> Depósitos hialinos e arteriolosclerose

– Necrose das células mesangiais e glomerulosclerose segmentar

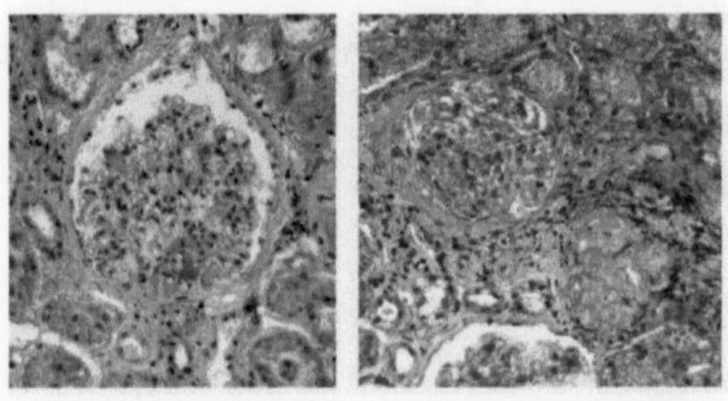

Figura 9: Glomeruloesclerose progressiva na doença de Fabry. [28]

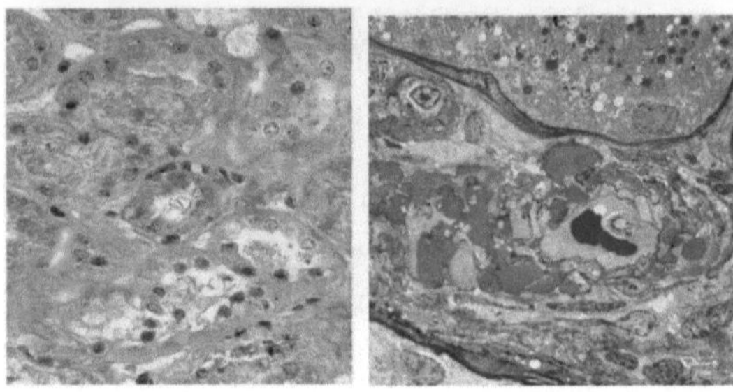

Figura 10: Necrose de miócitos arteriais na doença de Fabry Figura [29]

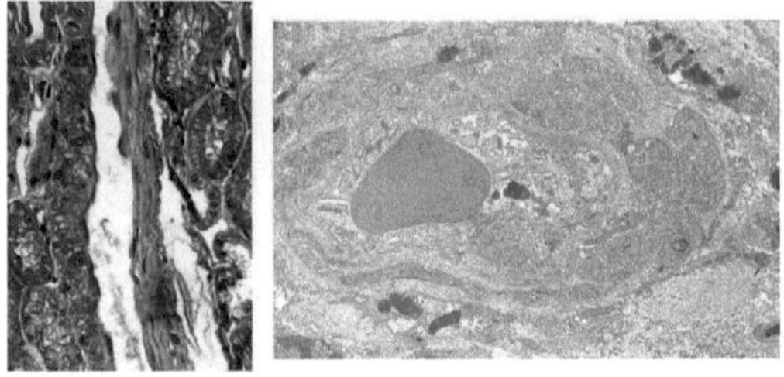

Figura 11: Necrose de miócitos arteriais na doença de Fabry. Figura [30]

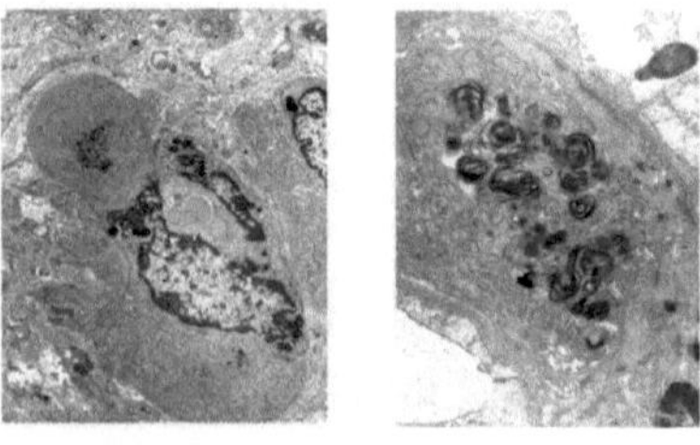

Figura 12: Necrose de miócitos arteriais na doença de Fabry. Figura [31]

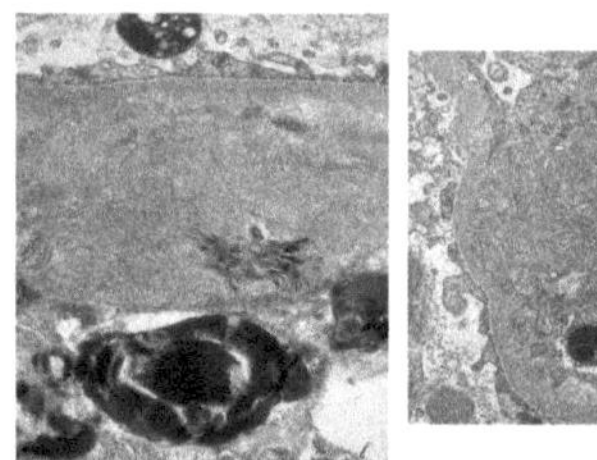 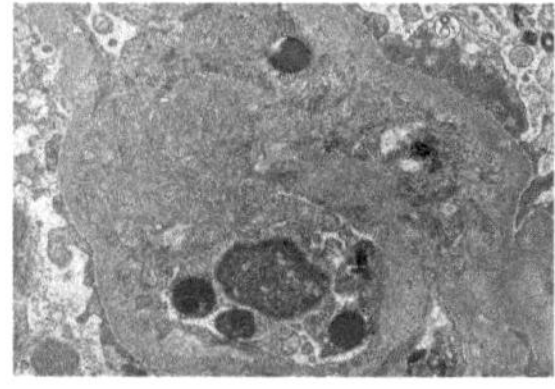

Figura 13: Necrose de células mesangiais na doença de Fabry

Figura [32]

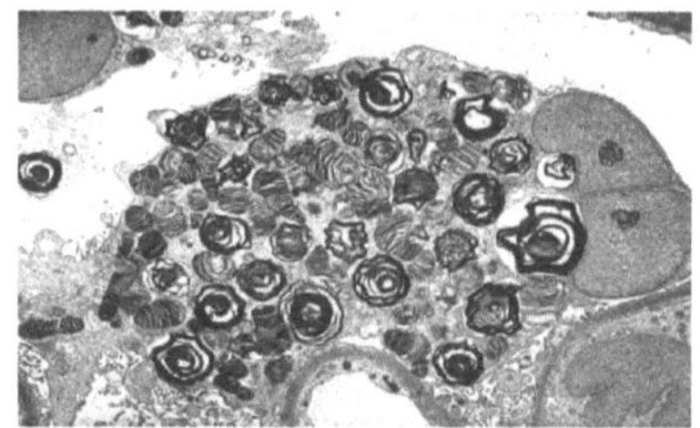

Figura 14: Acumulação progressiva da sobrecarga do podócito, Alteração do podócito. Figura [33].

4- Tratamento :

terapia de substituição enzimática

A terapia de substituição enzimática é a base atual do tratamento. Reduz as inclusões das células endoteliais glomerulares, dos capilares peritubulares e dos vasos, mas não dos podócitos. A quantificação da sobrecarga permite avaliar a eficácia do tratamento. A alfa-galactosidase A [34] é administrada por perfusão intravenosa durante duas horas, numa dose de 0,2 mg/kg de 14 em 14 dias. A a-galactosidase ß [35] é administrada por perfusão intravenosa durante 2 a 4 horas, numa dose de 1 mg/kg de 14 em 14 dias.

• Eficácia avaliada com base em

–sinais clínicos,

–função renal

–função cardíaca,

–sobrecarga nas células endoteliais

–níveis plasmáticos de globotriaosilceramida

B- Doença de Gaucher

1- **Definição**: Trata-se de uma doença autossómica recessiva ligada a uma deficiência da enzima betaglucosidase ácida que se segue a uma acumulação lisossómica de glucosilceramida nas células do sistema reticuloendotelial da medula óssea, do fígado e do baço. Normalmente, a glucocerebrosidase hidrolisa os glucocerebrosídeos em glucose e ceramida. As modificações genéticas da enzima levam à acumulação de glucocerebrosídeo nos macrófagos dos tecidos através da fagocitose, formando células de Gaucher. A acumulação de células de Gaucher nos espaços perivasculares do cérebro leva à gliose na forma neurológica [36].

2- **Clínico:** o diagnóstico é feito num mielograma ou numa biopsia da medula óssea, revelando células de Gaucher. É confirmado pela medição da beta-glucocerebrosidase leucocitária. Recentemente, foi identificado um novo marcador, o CCL18, uma quimiocina aumentada nesta doença e correlacionada com a insuficiência renal. Foram identificados diferentes tipos com base na gravidade do envolvimento clínico. Na forma mais frequente (tipo 1), não existe qualquer deficiência mental ou neurológica. Todas estão associadas a mutações no mesmo gene localizado no cromossoma 1. Normalmente, não há envolvimento clínico renal, à exceção de: proteinúria em alguns doentes, na idade adulta, após esplenectomia ou presença de "células de Gaucher" no flóculo, por vezes no interstício, nos tubos e nos lúmens tubulares. Existem 3 tipos de doença de Gaucher, que variam em termos de epidemiologia, atividade enzimática e manifestações.

Doença de Gaucher de tipo I: O tipo I (não neuropático) é muito comum (90% de todos os doentes). A atividade enzimática residual é mais elevada. Os judeus

Ashkenazi têm o risco mais elevado; 1/12 são portadores. O início da doença varia entre a infância e a idade adulta. Os sintomas da doença de Gaucher tipo I incluem hepatoesplenomegalia, envolvimento ósseo (por exemplo, osteopenia, convulsões dolorosas, lesões osteolíticas com fracturas), atraso de crescimento, puberdade tardia, equimoses e pinguéculas. A epistaxe e a equimose resultantes da trombocitopenia são comuns. As radiografias mostram torção das extremidades dos ossos longos (deformidade de Erlenmeyer) e adelgaçamento da cortical[37].

Doença de Gaucher tipo II

O tipo II (neuropático agudo) é raro e a atividade enzimática residual neste tipo é a mais baixa. O início ocorre na primeira infância.

A sintomatologia da doença de Gaucher tipo II é a deterioração neurológica progressiva (por exemplo, rigidez, convulsões) com morte aos 2 anos de idade [38].

Doença de Gaucher tipo III

O tipo III (neuropático subagudo) situa-se entre os tipos I e II em termos de incidência, atividade enzimática e gravidade clínica. O início ocorre em qualquer altura durante a infância.

As manifestações clínicas variam consoante o subtipo e incluem demência progressiva e ataxia (IIIa), envolvimento ósseo e visceral (IIIb) e paralisia supranuclear com opacidades da córnea (IIIc). Os doentes que sobrevivem até à adolescência podem viver muitos anos [39].

3- Histologia :

Células de Gaucher volumosas, células com citoplasma pálido e finamente granular, são visíveis no espaço subendotelial e nas hastes do glomérulo e no interstício.

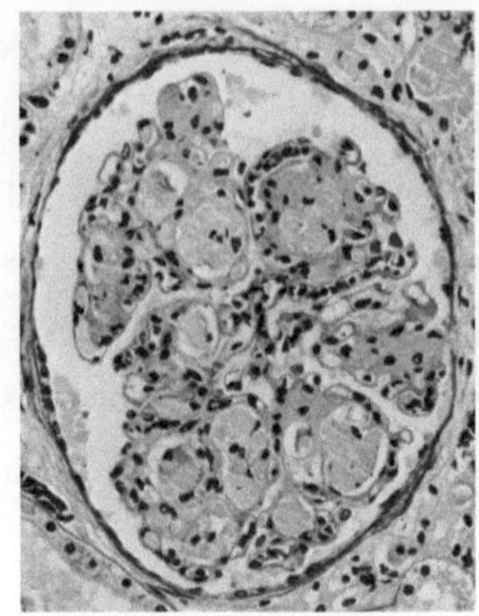

Figura 15: lesão glomerular na doença de Gaucher Doença de Gaucher [40]

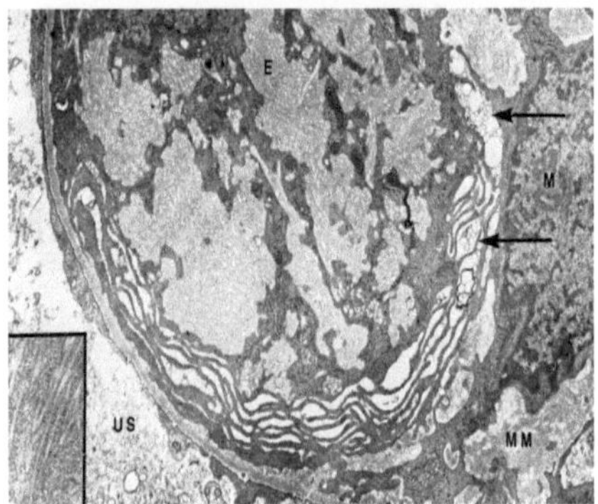

Figura 16: células esquerdas volumosas na EM [41].

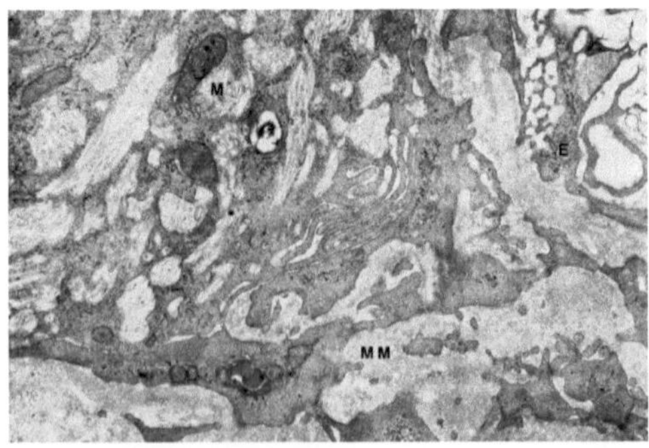

Figura 17: Lesão da mão esquerda na EM [41].

C-Galactosialidose 1-Definição :

Esta é outra doença rara de armazenamento lisossómico. É transmitida de forma autossómica recessiva.

2- Clínica

Existem vários fenótipos clínicos que são classificados como sialidose não dismórfica de tipo 1, sialidose dismórfica de tipo II com início precoce na infância ou no útero. Nas formas graves do tipo II com envolvimento congénito ou infantil precoce. Existe uma síndrome edematosa, hepatoesplenomegalia, por vezes com hidropisia fetoplacentária, lesões neurológicas, dismorfias faciais, anomalias esqueléticas de início tardio, deterioração mental, anomalias oculares, manchas vermelho-cereja , que conduzem à cegueira precoce. Na forma infantil tardia, está por vezes presente uma deterioração mental ligeira [42]. O diagnóstico biológico baseia-se na demonstração de um perfil caraterístico de oligossacáridos urinários, que pode ser confirmado através da medição da atividade da a-D-neura-minidase e de outras enzimas em fibroblastos ou no útero. O envolvimento renal nesta tesauromatose manifesta-se pelo início precoce de proteinúria, seguido de uma síndrome nefrótica que progride ao longo de vários anos para uma insuficiência renal terminal [43].

3- Lesões histológicas :

Na sialidose de tipo II, os podócitos e as células tubulares proximais sofrem uma vacuolização maciça e difusa. Este facto levou à identificação de uma nova entidade [44].

4- Tratamento

Nas formas graves de sialidose de tipo II, pode ser proposto o transplante de medula óssea e de rim[45] .

2-Deficiência familiar de lecitina-colesterol aciltransferase

1-Definição :

A deficiência familiar de lecitina-colesterol aciltransferase é uma doença rara, autossómica recessiva, inicialmente descrita na Escandinávia, onde se pensa ser menos excecional - foram descritas cerca de 30 famílias [46] . Esta enzima, sintetizada pelo fígado e depois libertada no plasma, está principalmente associada às lipoproteínas de alta densidade (HDL) e às que contêm apolipoproteína B (lipoproteínas de muito baixa densidade ou VLDL e lipoproteínas de baixa densidade ou LDL). A sua deficiência conduz a um defeito de esterificação do colesterol responsável por uma acumulação de colesterol nos tecidos [47]

A deficiência de LCAT leva a anomalias na estrutura e composição dos lípidos e das lipoproteínas, em particular a um aumento significativo dos níveis de lipoproteínas de baixa densidade (LDL), resultando provavelmente nas anomalias endoteliais observadas. Foram identificadas mutações no gene LCAT. Os casos heterozigóticos são geralmente assintomáticos [48].

2 - A clínica

Existem duas formas de deficiência completa de LCAT (deficiência familiar) em que existe um defeito na esterificação de HDL e LDL e uma deficiência parcial.

a- deficiência completa de LCAT (deficiência familiar)

Caracteriza-se por uma série de sintomas: Opacidades da córnea na infância, pseudogerotoxonismo; anemia normocrómica na 2ª década, associada a hemólise silenciosa; aterosclerose precoce, hipertrigliceridemia e calcificações na 4ª década; e envolvimento renal, que é decisivo para o prognóstico da doença e se revela na infância por proteinúria, por vezes associada a hematúria microscópica. A progressão para insuficiência renal é observada na 4ª e 5ª décadas. Existe uma heterogeneidade fenotípica considerável e pode ocorrer recorrência no rim transplantado [49]. **b- um defeito na esterificação de HDL e LDL e uma deficiência parcial** também conhecida como **síndrome do olho de peixe**, apenas a atividade sobre o HDL está alterada [50].

3 - Transmissão genética :

A doença é transmitida de forma autossómica recessiva, mas também foram descritos casos esporádicos. Foram descritas cerca de quarenta mutações no gene LCAT localizado no cromossoma 16 na posição q22.1, responsáveis por uma deficiência parcial ou total desta enzima. A doença do **olho de peixe** pode estar ligada a mutações nos genes que codificam a apolipoproteína A [51].

4 estudos histológicos

-Microscopia ótica :

Apresenta lesões secundárias à acumulação de lípidos no glomérulo. Caracterizam-se pela presença de células espumosas numerosas e volumosas no mesângio e de células endoteliais com vacuolização importante. Estes vacúolos estão vazios. Podem ser melhor caracterizados em secções de amostras congeladas e são corados com vermelho de óleo, um corante lipídico específico. As paredes estão segmentarmente espessadas pelo material lipídico, assumindo um aspeto bolhoso associado ao alargamento do mesângio, sem proliferação das células. Podem ser observadas lesões de hialinose segmentar e focal, bem como depósitos subendoteliais. A progressão é no sentido de uma esclerose global. As células espumosas são encontradas no interstício. Também foram descritas noutros órgãos, como a medula óssea e o baço. As arteríolas contêm frequentemente depósitos subendoteliais [52] .

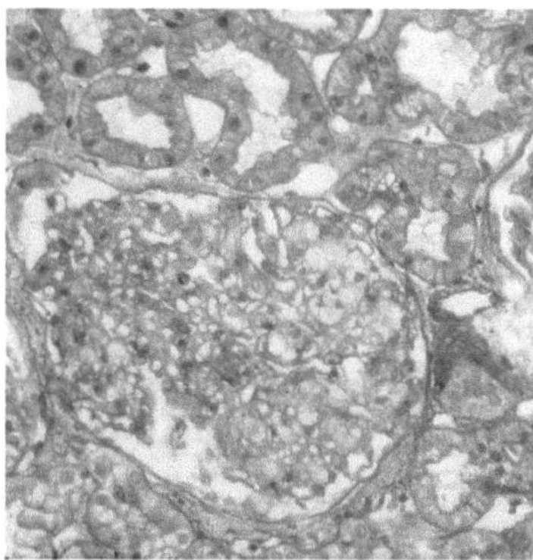

Figura 18: Lesões familiares de deficiência de lecitina-colesterol aciltransferase em MO [53].

Apresenta lesões secundárias à acumulação de lípidos nos glomérulos. Caracterizam-se pela presença de numerosas e volumosas células espumosas no mesângio e de células endoteliais com vacuolização importante. Estes vacúolos estão vazios. A coloração específica é o vermelho de óleo, um corante lipídico específico. As paredes são espessadas por material lipídico de forma segmentar, assumindo um aspeto bolhoso associado ao alargamento do mesângio, sem proliferação celular. Podem ser observadas lesões de hialinose segmentares e focais, bem como depósitos subendoteliais. A progressão é no sentido da esclerose global [54].-Imunofluorescência: negativa. Podem observar-se depósitos arteriolares de C3.

Microscopia eletrónica: destaca a acumulação celular e extracelular de depósitos lipídicos. Nas células, aparecem como pequenas inclusões de membrana osmiofílicas densas, distribuídas em grandes vacúolos parcialmente vazios. Quando os depósitos estão localizados na espessura da membrana basal ou no lado epitelial, predomina o componente denso. Quando os depósitos estão localizados na espessura da membrana basal ou no lado epitelial, predomina o componente denso. Depósitos lipídicos do mesmo tipo estão presentes sob o endotélio de capilares, artérias e veias [55]. A microscopia eletrónica não é necessária para fazer um diagnóstico.

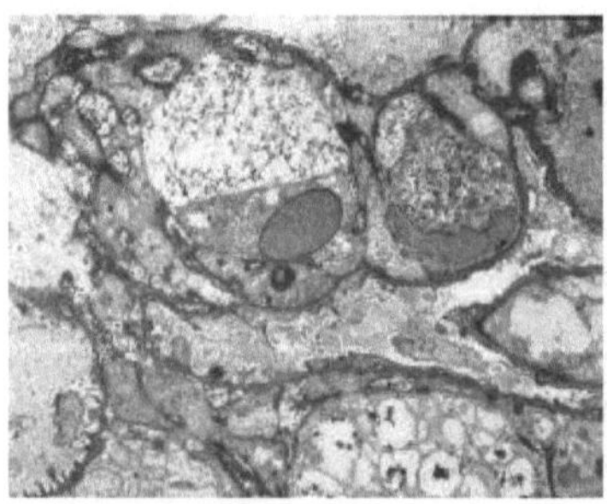

Figura 19: Deficiência completa de LCAT por microscopia eletrónica [56]: Acumulação de depósitos lipídicos nas células: inclusões densas de membrana dentro de grandes vacúolos "vazios" na MEC do glomérulo.

5- Diagnóstico diferencial :

Podem ser observadas lesões renais sobreponíveis durante a hiperlipidemia familiar ou em formas graves da síndrome de Alagille. A microscopia ótica revela vacúolos principalmente nos talos mesangiais e em alguns espaços subendoteliais. A microscopia eletrónica revela inclusões heterogéneas nas células mesangiais. Material transparente contendo formações de membrana osmiofílica acumula-se no espaço subendotelial e nos talos mesangiais glomerulares. A lâmina densa está preservada, mas podem ser observadas algumas inclusões no lado exterior da parede glomerular [57].

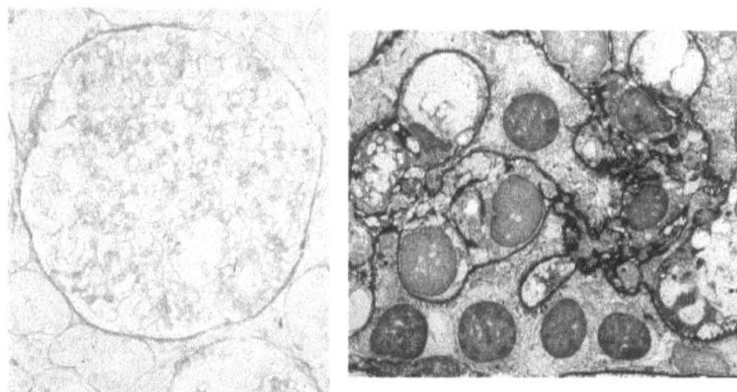

Figura 20: Diagnóstico diferencial com lesões **de deficiência completa de LCAT** [58] .

NB: lesões semelhantes podem ser observadas em várias situações que têm em comum um aumento dos níveis séricos de colesterol não esterificado, fosfolípidos e alterações das lipoproteínas: Alagille .HI grave, hipercolestorolémia familiar, hiperlipoproteinémia tipo III (homozigótico para a isoforma E2 apoE)

6- Tratamento

Recomenda-se o tratamento sintomático dos doentes afectados. No entanto, foram registados casos de recorrência, confirmando a hipótese de que as anomalias dos lípidos plasmáticos são responsáveis pelas lesões.

3-Glomerulopatia lipoproteica= glomerulopatia lipoproteica

Trata-se de uma doença rara, descrita no Japão (Saito, 1989), que se caracteriza por uma síndrome nefrótica sem hematúria, com progressão para ESRD em metade dos doentes, não havendo normalmente sinais extrarrenais de sobrecarga lipídica. Há um aumento moderado das LDL e da apo E. A mutação genética diz respeito às mutações da ApoE, mais frequentemente localizadas no recetor das LDL [59].

Clínica :

Esta nefropatia é devida a uma anomalia no metabolismo da apolipoproteína E (ApoE). Distinguem-se as formas primitivas, com transmissão autossómica recessiva, e as formas secundárias. Nas formas primárias, foram identificados diferentes tipos de mutação da ApoE. O diagnóstico é efectuado na idade adulta. A doença revela-se por proteinúria, por vezes nefrótica. Em 30/100 casos, a insuficiência renal desenvolve-se progressivamente. Não são encontradas anomalias no metabolismo dos lípidos. Podem existir elevações das lipoproteínas B e da ApoE, sem quaisquer manifestações extra-renais [60].

Estudo histológico :

Microscopia ótica: distensão e obstrução dos capilares glomerulares por "trombos" de lipoproteínas, por vezes associados a volumosos depósitos mesangiais. São fracamente corados pelo PAS e muito fortemente corados pelo óleo vermelho. As células espumosas e as lesões vasculares são raras [61].

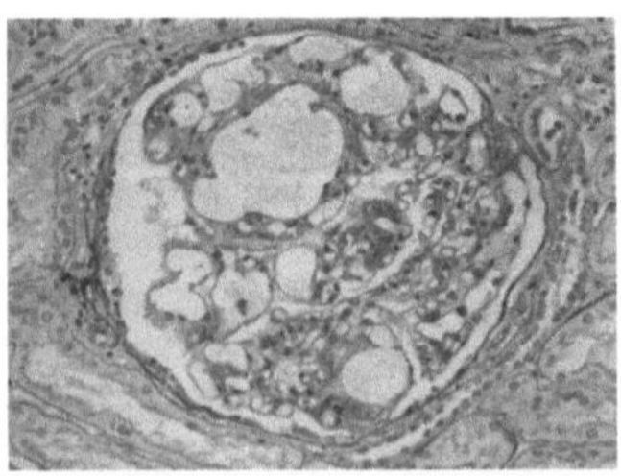

Figura 21: **Microscopia ótica**: distensão e obstrução dos capilares por "trombos" de lipoproteínas. [62]

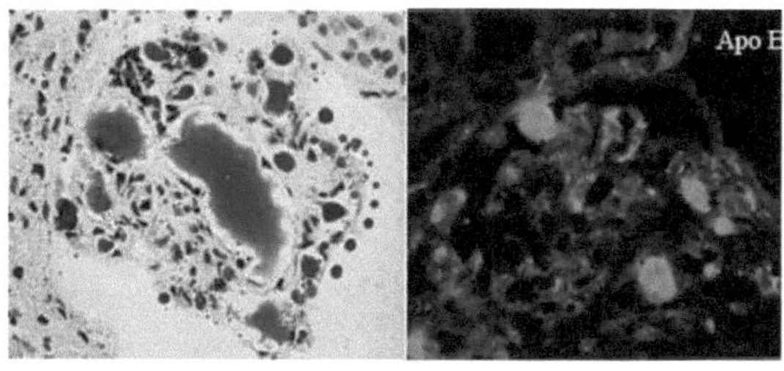

Figura 22: Glomerulopatia lipoprotéica na IFI [63].

Imunofluorescência: o estudo padrão é negativo ou inespecífico com depósitos de IGM e C3 no mesanguim, mas é possível efetuar uma imunocoloração para as lipoproteínas B ou ApoE para confirmar a natureza dos depósitos.

Microscopia eletrónica: Visualiza depósitos volumosos que consistem em inúmeros grânulos de tamanho e densidade variáveis, organizados em estados e dando uma imagem semelhante a uma impressão digital. Os depósitos mesangiais homogéneos maciços que são densos aos electrões estão associados aos trombos [64].

Tratamento :

Foram descritos casos de recorrência da doença após um transplante renal.

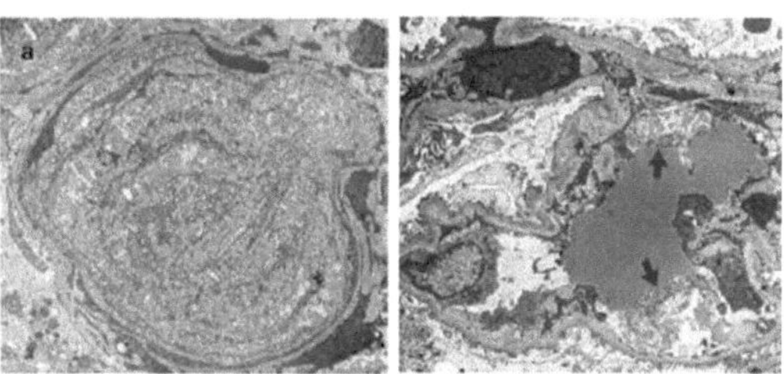

Figura 23: Glomerulopatia lipoprotéica na EM. [65]

IV. NEFROPATIAS TUBULOINTERSTICIAIS E DOENÇAS "HEREDITÁRIAS" DA METABOLISMO, DOENÇAS DE SOBRECARGA

1-Cistinose

A cistina é um dos constituintes fundamentais das proteínas e, por conseguinte, da matéria viva. Trata-se de uma pequena molécula que pertence à família dos aminoácidos e que contém enxofre[66]. Normalmente, a cistina , que provém da destruição das proteínas, deixa o lisossoma atravessando a sua parede. Isto é feito com a ajuda de um transportador específico, a cistinosina , localizada na parede do lisossoma .

Foi recentemente demonstrado que é a anomalia deste transportador que leva à acumulação de cistina na célula, sendo a concentração de cistina 50 a 100 vezes superior à normal. Esta acumulação pode levar à cristalização da cistina, cuja concentração é 50 a 100 vezes superior à normal. Esta acumulação pode levar à cristalização da cistina e perturbar gravemente o funcionamento das células em causa. Os primeiros órgãos afectados são os rins e os olhos, seguidos da glândula tiroide, do pâncreas, do fígado e do baço. A cistina pode também afetar os músculos e o sistema nervoso[67].

Definição:

É suficientemente rara para ser classificada como uma doença órfã, mas encontra-se em todos os países. É conhecida desde o início do século, tendo a primeira observação de uma criança doente sido registada em 1903 por um químico alemão, Abderhalden[68].

Mais tarde, a observação de crianças afectadas permitiu descrever as diferentes manifestações da doença e compreender que a cistinose era :

- Caracterizada por uma reabsorção insuficiente na primeira porção do túbulo, o túbulo contorcido proximal.

- Devido a uma acumulação de cistina em quase todas as células do o corpo.

- Uma doença hereditária autossómica recessiva. Foi em 1955 que os lisossomas, estruturas presentes em todas as células, foram descobertos. Esta descoberta levou à compreensão dos mecanismos de cerca de cinquenta doenças conhecidas como doenças lisossómicas, incluindo a cistinose[69].

Diferentes formas de cistinose :

1 - **Cistinose infantil**: representa a forma mais frequente (1/100.000 - 1/200.000) e mais grave, acompanhada de tubulopatia proximal. A idade em que surgem os primeiros sinais de envolvimento renal varia entre os 3 e os 18 meses. A insuficiência renal terminal é constante na ausência de tratamento. Costumava ocorrer antes dos 10 anos de idade, mas o tratamento precoce com cisteamina atrasa-o consideravelmente [70].

Cistinose juvenil: é mais rara e começa normalmente no útero. segunda década em crianças que anteriormente se tinham desenvolvido normalmente A lesão renal ocorre tardiamente no decurso da doença e caracteriza-se por glomerulopatia que

progride para uma fase final de insuficiência renal [71].

Cistinose do adulto: acompanhada de envolvimento ocular isolado As três formas da doença são alélicas

O gene :

O gene foi localizado em 1995 pelo Cystinosis Collaborative Research Group em 17p- Foi identificado pela equipa de C Antignac em 1998. Este gene CTNS, com 12 exões, codifica uma proteína chamada [72].

Cistinosina

1- **cistinose infantil**

Sintomas clínicos da cistinose infantil :

É uma tubulopatia proximal que aparece entre os 3 e os 6 meses de idade e representa a causa mais frequente da síndrome de Fanconi em crianças. A progressão para ESRD pode ser observada por volta dos 8 anos de idade. Está associada a um atraso importante no crescimento e a danos oculares devido a depósitos na córnea por volta de um ano de idade (1 ano) e fotofobia com lesões na retina e cegueira por volta dos 15-20 anos de idade [73]:

- Doença pancreática e diabetes
- Doenças da tiroide e hipotiroidismo
- Hepatomegalia e hipertensão portal
- Atraso da puberdade e hipogonadismo nos rapazes
- Lesões musculares e cerebrais.

Diagnóstico bioquímico :

o ensaio bioquímico mede a quantidade de cistina acumulada no interior do leucócito, a célula onde a cistina se acumula mais fortemente.

Clínica :

Danos tubulares :

O túbulo renal é o primeiro a ser afetado. A cistinose é um exemplo.

As lesões renais iniciais caraterísticas são :

- Irregularidade do epitélio do tubo proximal sem evidência de
cristais de cistina
- Os podócitos são gigantes e multinucleados
- há uma acumulação intralisossomal de cristais de cistina com a
presença de "células escuras" na microscopia eletrónica [74].

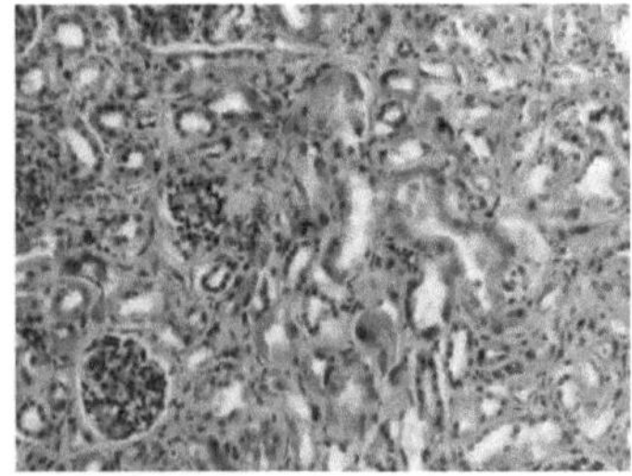

Figura 24: Irregularidade do epitélio do tubo proximal sem a utilização da evidência de cristais de cistina [75].

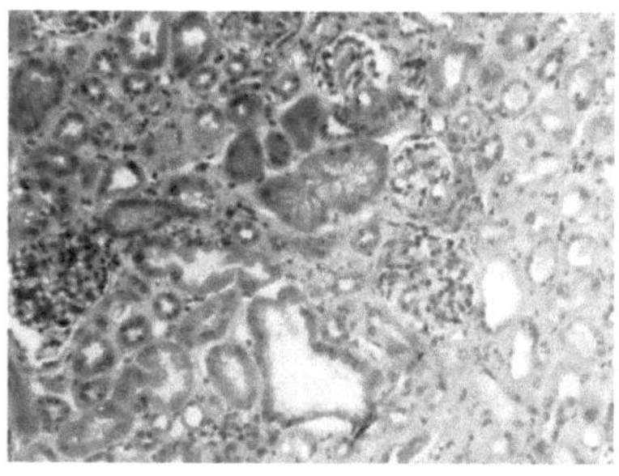

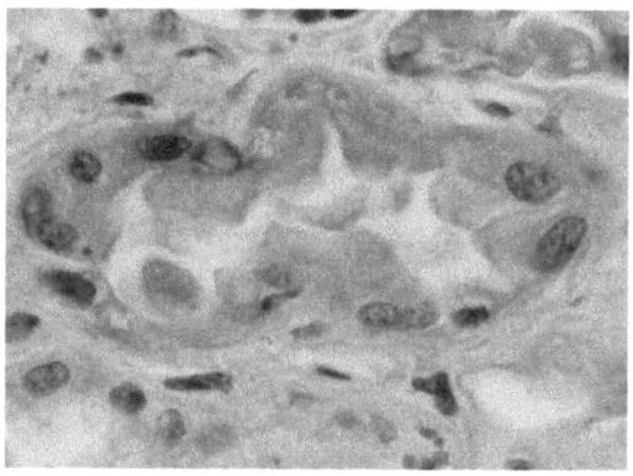

Figura 25Irregularidade do epitélio do tubo proximal na ausência de evidência de cristais de cistina [76].

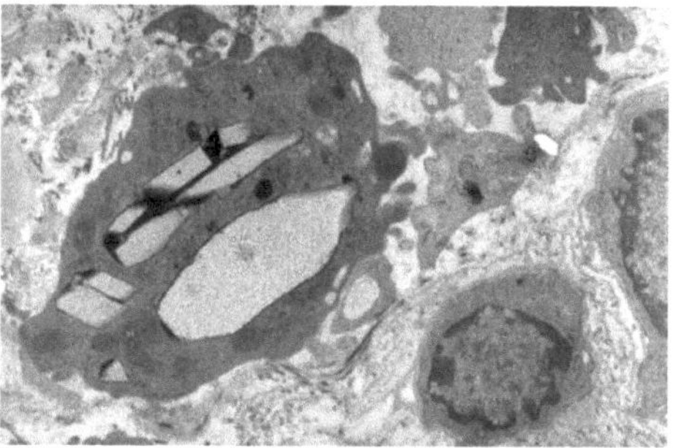

Figura 26: existe uma acumulação intralisossomal de cristais de cistina com a presença de "células escuras" na microscopia eletrónica [77].

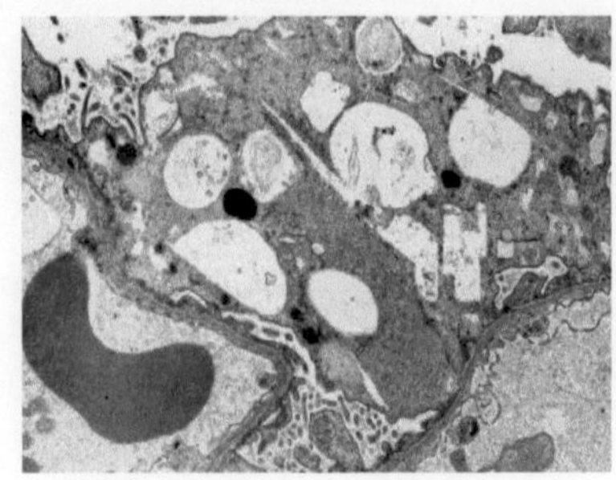

Na Figura 27 há uma acumulação intralisossomal de cristais de cistina com a presença de "células escuras" na microscopia eletrónica [78].

As lesões renais secundárias são :

- Espessamento das paredes arteriolares
- Hiperplasia do aparelho justaglomerular
- Atrofia tubular, fibrose intersticial
- Alterações glomerulares progressivas.

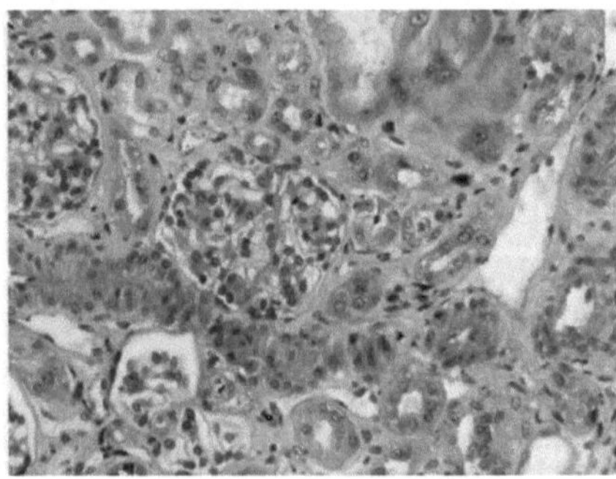

Figura 28: Lesões secundárias da MO na cistinose . [79]

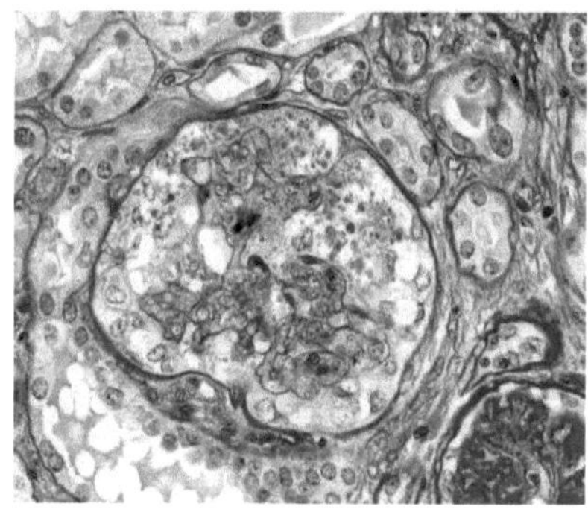

Figura 29: Lesões secundárias da MO na cistinose. [80]

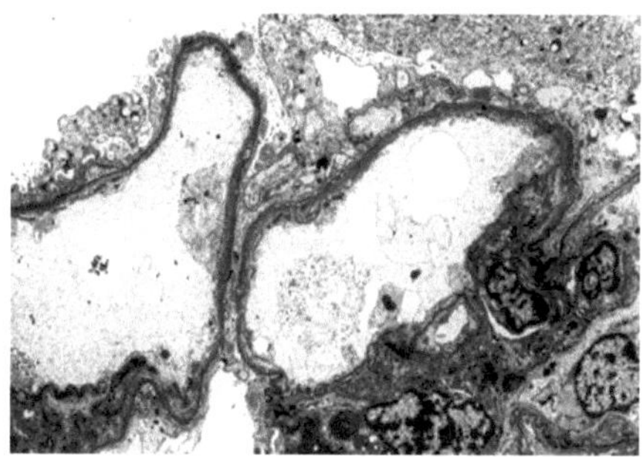

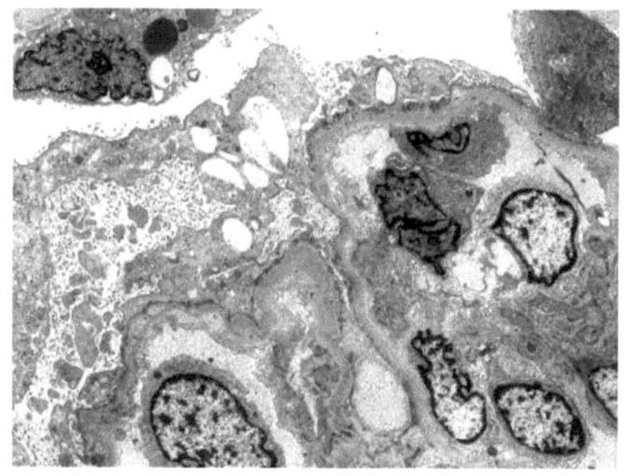

Figura 30: Lesões secundárias na EM em cistinose. **[81]**

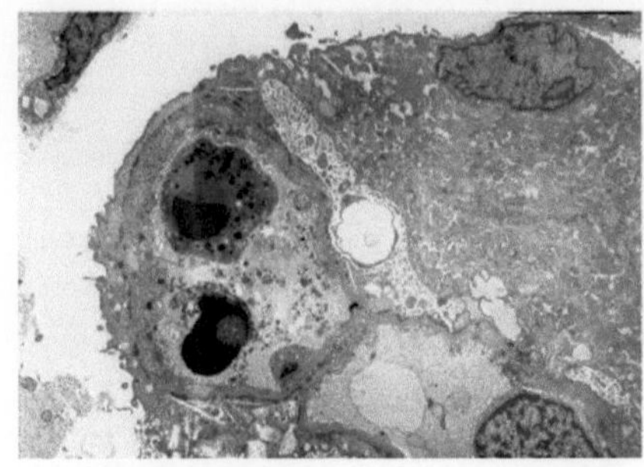

Figura 31; Lesão secundária em ME na cistinose**[82]**

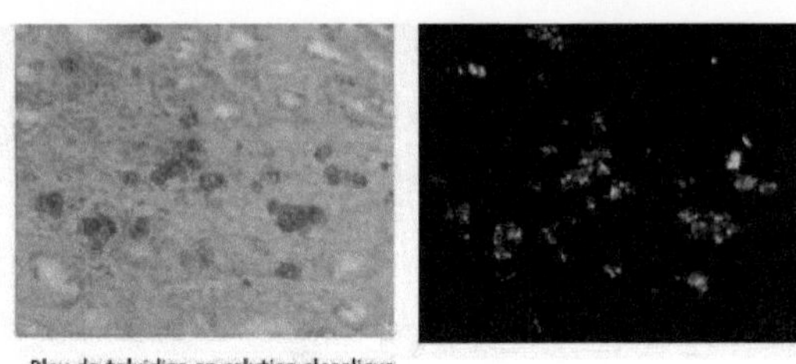

Figura 32: Acumulação de cristais de cistina no interstício [83].

Fim do rim

Atrofia cortico-medular importante Síntese maciça de renina

Rim transplantado

Não há recorrência de sintomas ou lesões após o transplante. Por vezes, são encontrados depósitos de cristais de cistina nas células do hospedeiro que se infiltram no enxerto, no interstício e no mesângio, com a presença de "células negras".

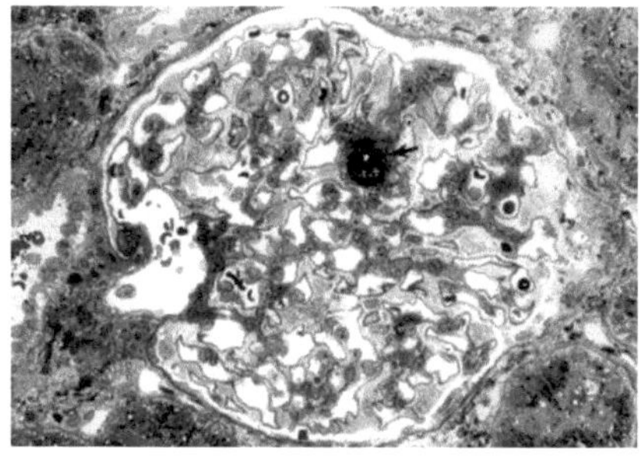

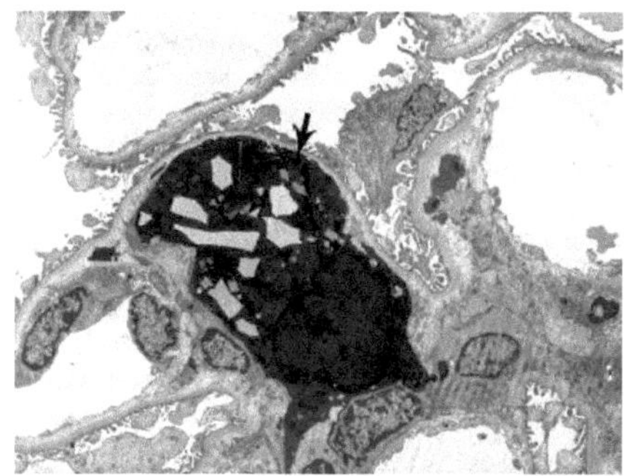

Figura 33: Presença de "células negras" na cistinose . [84]

Tratamento da cistinose infantil

1 Tratamento sintomático: O tratamento sintomático é efectuado de acordo com os diferentes tipos de doença

• tratamento de fundo

A cisteamina (ou os seus derivados), administrada numa fase muito precoce e de forma regular e contínua, pode atrasar a progressão para ESRD. O seu efeito é apenas parcialmente eficaz na tubulopatia, mas pode impedir a acumulação sistémica de cristais de cistina.

Em ratos, os resultados do transplante de células estaminais são muito promissores [85].

II Cistinose juvenil Sintomas clínicos

O início é tardio e ocorre por volta dos 12-15 anos de idade, caracterizando-se normalmente por proteinúria glomerular e ausência ou discrição de sinais tubulares proximais.

• A progressão para ESRD ocorre entre os 20 e os 30 anos de idade e está associada a uma lesão da córnea [86].

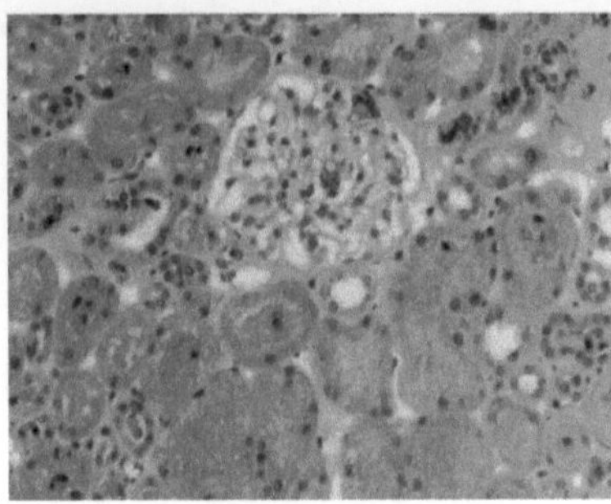

Figura 34: biópsia de cistinose juvenil [87].

Cistinosina

É uma proteína lisossómica caracterizada pela presença de dois sinais de endereçamento para o lisossoma, existem 7 potenciais locais de glicosilação na parte N-terminal da proteína. A família de transportadores com 7 domínios transmembranares que transporta a cistina para fora do lisossoma. É conhecido como o simportador de cistina-protão.

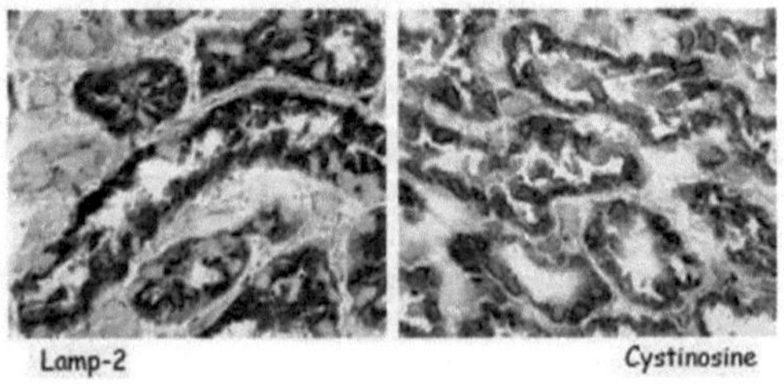

Figura 35: Colocalização em células T proximais de Lamp-2, um marcador lisossómico, e cistinosina [88].

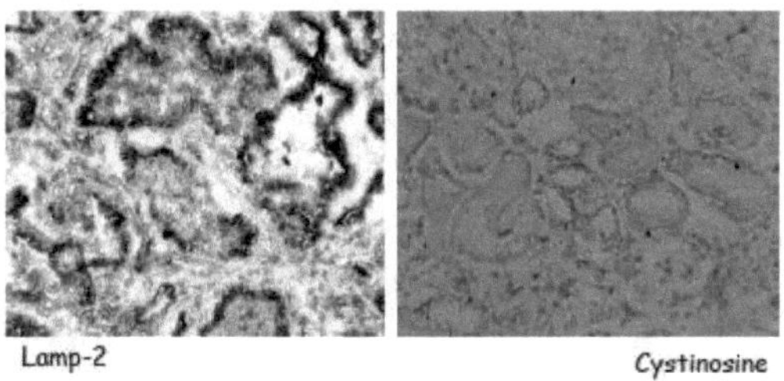

Figura 36: Ausência de cistinosina num doente com cistinose. Expressão normal de Lamp-2 [89] Conclusões

As lesões tubulares proximais são as primeiras lesões renais observadas em pacientes com cistinose infantil. A caraterística mais marcante é a ausência virtual de cristais nas células tubulares proximais. As lesões glomerulares tornam-se significativas à medida que a doença progride devido a danos específicos nos podócitos ou como consequência da redução dos nefrónios. Na fase final, observa-se uma atrofia renal grave. Caracteriza-se pela intensidade das lesões arteriais e arteriolares associadas a uma síntese significativa de renina (o que explica a hipertensão frequente nesta fase). Verifica-se uma acumulação de cristais de cistina nas células intersticiais da junção corticomedular. Não há recorrência de lesões tubulares ou glomerulares específicas no rim transplantado.

2- **Oxalose primária ou**

Existem três tipos de hiperoxalúria primária:

tipo 1, que é a forma mais comum (1/60.000-1/200.000 nascimentos)

tipo 2, que é raro e principalmente responsável pela litíase

tipo 3, excecional e ligado à hiperabsorção de oxalato

A hiperoxalúria pode ocorrer devido a vários mecanismos:

Por absorção de alimentos ricos em oxalato após ressecção intestinal ou disfunção metabólica, ou por alterações da flora intestinal (tratamento antibiótico prolongado ou doentes transplantados).

Oxalose primária ou hiperoxalúria de tipo 1 Definições

É uma doença autossómica recessiva caracterizada por um defeito num dos seguintes genes A enzima hepática é a AGT peroxissomal ou alanina-glioxilato-aminotransferase, cuja co-enzima é a vitamina B6. Não se trata de uma doença primariamente renal, mas sim da consequência renal (e extra-renal) de uma doença metabólica hereditária ligada à produção excessiva de ácido oxálico[90]. O alvo preferencial, mas não exclusivo, dos depósitos cristalinos de oxalato de cálcio é o rim, uma vez que os oxalatos pouco solúveis não são metabolizados mas excretados na urina, levando à formação de litíase e ao aparecimento de nefrocalcinose.

Estudo genético

O gene AGXT tem 11 exões e está localizado em 2q37.3. As mutações no gene conduzem mais frequentemente à ausência de proteína, à inatividade da proteína ou à localização anormal (mitocondrial) da proteína mutada. Estas formas podem ser sensíveis à piridoxina. Foram observadas mutações específicas em determinados grupos étnicos, o que indica um efeito fundador [91].

Apresentação clínica :

1 **Forma infantil**: trata-se de uma forma rara caracterizada por nefrocalcinose e ESRD precoce.

2 **A forma tardia**: caracteriza-se pelo aparecimento de algumas pedras em adultos e idosos.

A forma habitual associa geralmente litíase urinária recorrente e IR progressiva que leva ao diagnóstico na infância ou na adolescência

Estudo histológico :

A biopsia renal mostra depósitos intra-tubulares e depois difusos de oxalato de cálcio com destruição progressiva do parênquima renal

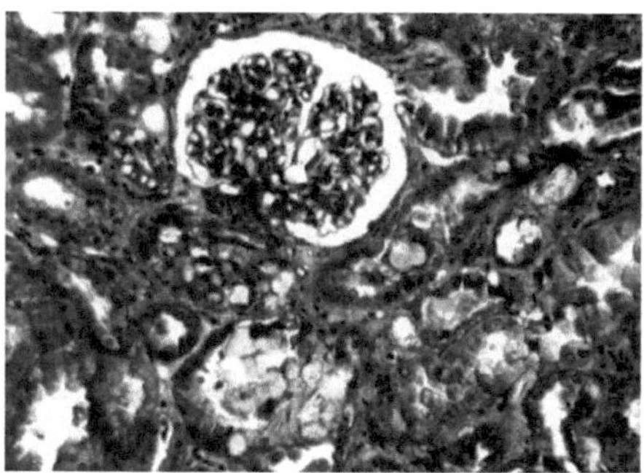

Figura 37: Lesão de MO da oxalose[92]

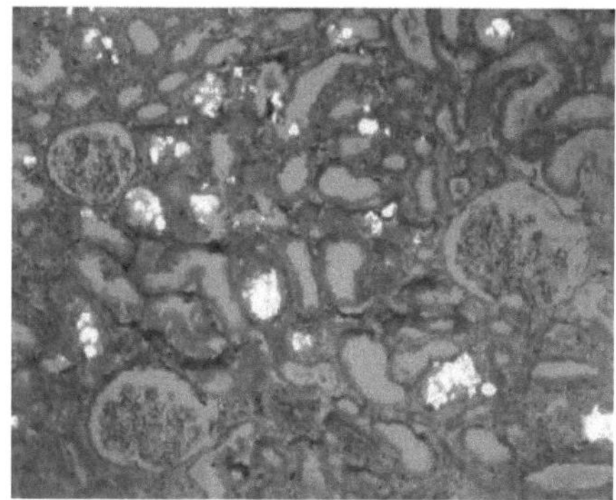

Figura 38: lesão de oxalose[93]

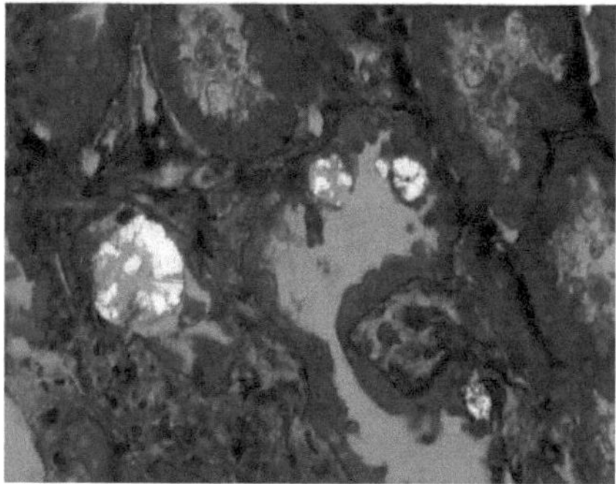

Figura 39: Lesão de cristal de oxalato de cálcio[94]

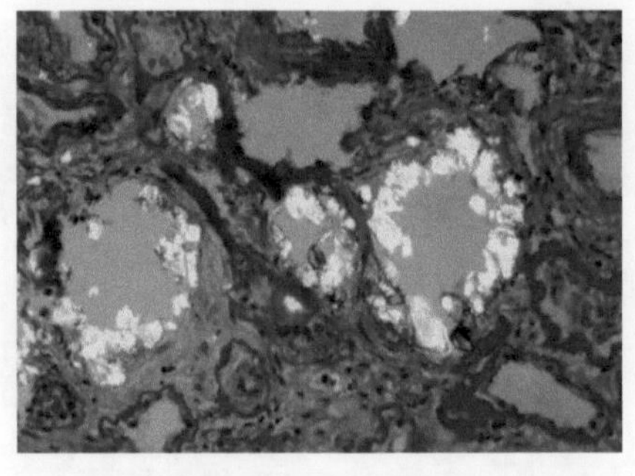

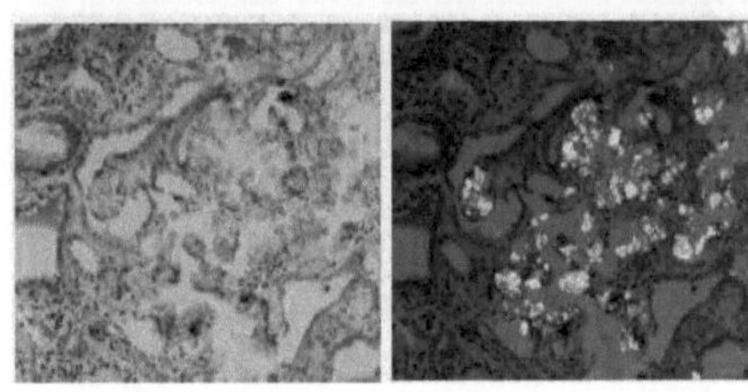

Figura 40: Oxalato de cálcio [94] [95]

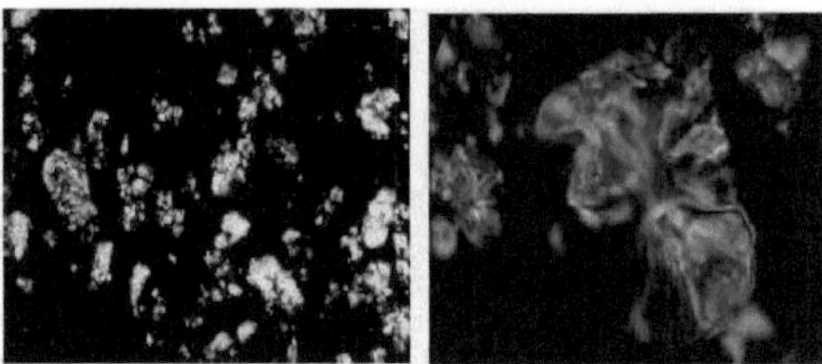

Figura 41 Oxalato de cálcio [96]

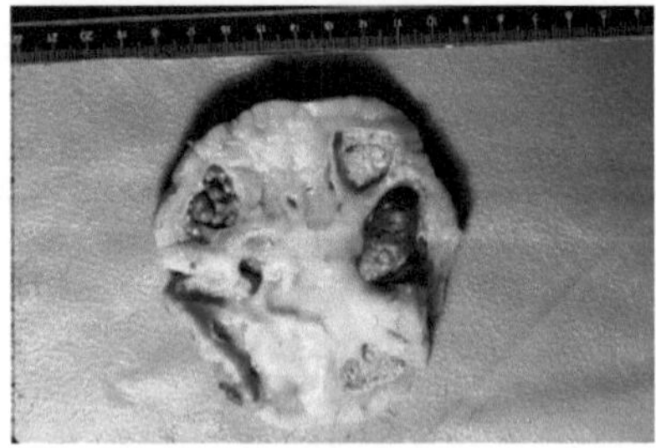

[97]

Manifestações extrarrenais

Quando a taxa de filtração glomerular desce abaixo dos 40-50mL/mn/1,73 m2 e a concentração plasmática de oxalato ultrapassa os 30-50μmol/L, surgem sintomas extra-renais: lesões osteoarticulares, lesões cardiovasculares com perturbações do ritmo e calcificações arteriais, lesões oculares retinianas bilaterais e lesões da pele e das mucosas Os depósitos de oxalato depositam-se geralmente em todos os tecidos, o que torna a doença particularmente dolorosa e incapacitante [98].

Progressão após transplante renal

A recorrência no rim transplantado é constante e ocorre mais cedo e em maior número quanto mais tempo o doente estiver em hemodiálise.

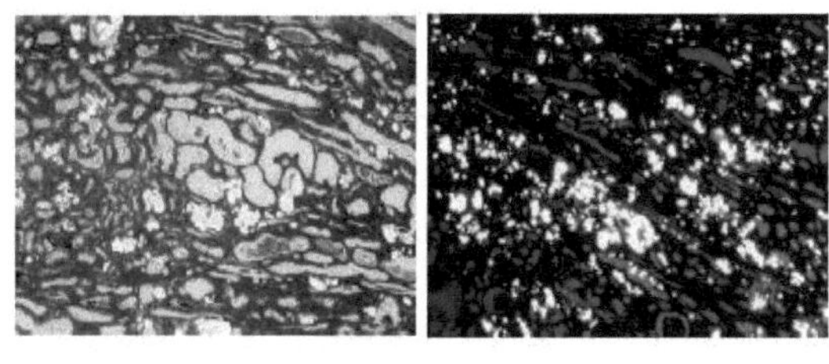

[99]

Oxalose: recidiva no rim transplantado O transplante hepático antes da fase de insuficiência renal terminal corrige a deficiência enzimática, enquanto o transplante combinado fígado-rim é raro; ocorrem cerca de 10 por ano em todo o mundo [100].

3- Glicogenoses :

A glicogenose resulta de anomalias nas enzimas envolvidas na degradação do glicogénio, a macromolécula utilizada para armazenar a glicose. Os tesaurisomas são doenças genéticas do metabolismo dos hidratos de carbono que levam à acumulação de glicogénio, principalmente no fígado, nos músculos e, por vezes, nos rins. Todas elas são autossómicas recessivas, exceto o tipo VII que é ligado ao X [101].

Clínica :

Por vezes, manifesta-se por hipoglicemia grave ao nascimento, mas pode ocorrer mais tarde, entre os três e os quatro meses de idade, acompanhada de outras anomalias biológicas, como acidose láctica, hiperlipidemia e hiperuricemia [102].

As crianças afectadas têm um rosto de boneca com membros finos devido a amiotrofia, baixa estatura, hepatomegalia e fadiga grave devido a hipoglicemia precoce. São frequentes os lipomas e a diarreia, bem como a macroglossia, as infecções respiratórias e as manifestações hemorrágicas devidas à trombopatia. Na ausência de tratamento, a doença progride com crescimento deficiente, desmineralização óssea, puberdade atrasada, gota ou litíase devido à hiperuricemia, insuficiência pancreática, hipertensão arterial pulmonar e manifestações renais [103].

Lesões histológicas :

As biopsias renais são raramente efectuadas. O tamanho dos glomérulos está aumentado e podem estar presentes lesões fibrosas com glomeruloesclerose. Pode estar presente uma clarificação significativa dos podócitos e dos túbulos

A coloração com PAS confirma a acumulação de glicogénio nestes tipos de células, e os núcleos contêm por vezes inclusões de glicogénio. A microscopia eletrónica revela vacúolos opticamente vazios no citoplasma das células [104].

Fisiopatologia :

Os glicogénios são o resultado de uma acumulação de glicogénio, normal ou anormal, em vários órgãos. É o resultado da deficiência congénita de uma ou mais enzimas envolvidas no metabolismo do glicogénio [105] .

Tratamento

Consiste em refeições frequentes ricas em açúcares lentos e proteínas. A hipoglicemia é tratada sintomaticamente. Para além disso, pode ser oferecido alopurinol logo que a uricemia esteja elevada, bem como alcalinização se a concentração de bicarbonato venoso for inferior a 20 ml/l, e um inibidor da enzima de conversão para reduzir a microalbuminúria ou a proteinúria [106].

CONCLUSÃO

As doenças renais genéticas (DRG) são doenças raras (com exceção da doença renal policística) que são hereditárias. Individualmente, representam apenas uma pequena proporção das doenças renais, mas dado o grande número de doenças identificadas, o número total de doentes que sofrem destas doenças é elevado. Os GDM incluem doenças que afectam principalmente os rins, mas também as que afectam todo o organismo, incluindo os rins, e o acompanhamento por um especialista em nefrologia.

CONCLUSÃO

REFERÊNCIAS

1. Futerman AH, Van Meer G. The cell biology of lysosomal storage disease (A biologia celular da doença de armazenamento lisossómico). Nat Rev Mol Cell Biol 2004; 5 : 554-65. [Google Scholar]

2. Raas-Rothschild A, Pankova-Kholmyansky I, Kacher Y, Futerman AH. Glicosfingolipidoses: para além do defeito enzimático. Glycoconj J 2004; 21: 295- 304.

3. Deegan PB, Baehner AF, Barba Romero MA, Hughes DA, Kampmann C, Beck M; European FOS Investigators. Natural history of Fabry disease in females in the Fabry Outcome Survey (História natural da doença de Fabry em mulheres no Fabry Outcome Survey). J Med Genet. 2006 Apr;43(4):347-52. doi: 10.1136/jmg.2005.036327. Epub 2005 Oct 14. Citação no PubMed ou Artigo gratuito no PubMed Central

4. Desnick RJ, Brady R, Barranger J, Collins AJ, Germain DP, Goldman M, Grabowski G, Packman S, Wilcox WR. Fabry disease, an under-recognized multisystemic disorder: expert recommendations for diagnosis, management, and enzyme replacement therapy. Ann Intern Med. 2003 Feb 18;138(4):338-46. doi: 10.7326/0003- 4819-138-4-200302180-00014. Citação no PubMed

5. Eng CM, Germain DP, Banikazemi M, Warnock DG, Wanner C, Hopkin RJ, Bultas J, Lee P, Sims K, Brodie SE, Pastores GM, Strotmann JM, Wilcox WR. Fabry disease: guidelines for the evaluation and management of multi-organ system involvement. Genet Med. 2006 Sep;8(9):539-48. doi: 10.1097/01.gim.0000237866.70357.c6. Citação no PubMed

6. Feldt-Rasmussen U, Rasmussen AK, Mersebach H, Rosenberg KM, Hasholt L, Sorensen SA. Doença de Fabry - uma doença metabólica com um desafio para os endocrinologistas? Horm Res. 2002;58(6):259-65. doi: 10.1159/000066443. Citação no PubMed

7. Hauser AC, Lorenz M, Sunder-Plassmann G. The expanding clinical

spectrum of Anderson-Fabry disease: a challenge to diagnosis in the novel era of enzyme replacement therapy. J Intern Med. 2004 Jun;255(6):629-36. doi: 10.1111/j.1365- 2796.2004.01300.x. Citation on PubMed

8. Mehta A, Hughes DA. Fabry Disease. 2002 Aug 5 [updated 2023 Mar 9]. Em: Adam MP, Feldman J, Mirzaa GM, Pagon RA, Wallace SE, Bean LJH, Gripp KW, Amemiya A, editores. GeneReviews(R) [Internet]. Seattle (WA): Universidade de Washington, Seattle; 1993-2023. Disponível em http://www.ncbi.nlm.nih.gov/books/NBK1292/ Citation on PubMed

9. Spada M, Pagliardini S, Yasuda M, Tukel T, Thiagarajan G, Sakuraba H, Ponzone A, Desnick RJ. High incidence of later-onset fabry disease revealed by newborn screening. Am J Hum Genet. 2006 Jul;79(1):31-40. doi: 10.1086/504601. Epub 2006 Apr 28. Citação no PubMed ou Artigo gratuito no PubMed Central

10. Wang RY, Lelis A, Mirocha J, Wilcox WR. As mulheres com Fabry heterozigótico não são apenas portadoras, mas têm um peso significativo da doença e uma qualidade de vida afetada. Genet Med. 2007 Jan;9(1):34-45. doi: 10.1097/gim.0b013e31802d8321. Citação no PubMed

11. M.H. Branton, R. Schiffmann, S.G. Sabnis, et al. Natural history of Fabry renal disease: influence of alpha-galactosidase A activity and genetic mutation on clinical course.Medicine (Baltimore), 81 (2002), pp. 122

12. G. Houge, A.J. Skarbovik.Fabry disease a diagnostic and therapeutic challenge.Tidsskr Nor Laegefore, 125 (2005), pp. 1004

13. M. Spada, S. Pagliardini, M. Yasuda, et al.High incidence of later-onset fabry disease revealed by newborn screening.Am J Hum Genet, 79 (2006), pp. 31

14. W.L. Hwu, Y.H. Chien, N.C. Lee, et al.O rastreio neonatal da doença de Fabry em Taiwan revela uma elevada incidência da mutação c.936-919 do gene GLA de início tardio.Hum Mutat, 30 (2009), pp

15. A. Mehta, M. Beck, F. Eyskens, et al.Fabry disease: a review of current

management strategies.QJM, 103 (2010), pp. 641

16. S. Waldek, S. Feriozzi.Fabry nephropathy: a review-how can we optimize the management of Fabry nephropathy?BMC Nephrol, 15 (2014), pp. 72

17. Desnick RJ, Brady R, Barranger J et al. Fabry disease, an under-recognized multisystemic disorder: expert recommendations for diagnosis, management, and enzyme replacement therapy. Ann Intern Med 2003; 138: 338-346.

18. Thadhani R, Wolf M, West ML et al. Pacientes com doença de Fabry em diálise nos Estados Unidos. Kidney Int 2002; 61: 249-255. 3. Meikle PJ, Hopwood JJ, Clague AE et al. Prevalence of lysosomal storage disorders (Prevalência de doenças de armazenamento lisossómico). JAMA 1999; 281: 249-254.

19. Deegan PB, Baehner AF, Barba Romero MA et al. História natural da doença de Fabry em mulheres no Fabry Outcome Survey. J Med Genet 2006; 43: 347-352.

20. Wang RY, Lelis A, Mirocha J et al. As mulheres Fabry heterozigóticas não são apenas portadoras, mas têm uma carga significativa de doença e uma qualidade de vida prejudicada. Genet Med 2007; 9: 34-45.

21. Berg K. A inativação de um dos cromossomas X no sexo feminino é um fenómeno biológico de importância clínica. Ata Med Scand 1979; 206: 1-3.

22. Dobrovolny R, Dvorakova L, Ledvinova J et al. Relação entre a inativação do X e o envolvimento clínico em heterozigotos Fabry. Onze novas mutações no gene da alfa-galactosidase A na população checa e eslovaca. J Mol Med 2005; 83: 647- 654.

23. Wilcox WR, Oliveira JP, Hopkin RJ et al. As mulheres com doença de Fabry têm frequentemente envolvimento de órgãos importantes: lições do Registo Fabry. Mol Genet Metab 2008; 93: 112-128.

24. Ortiz A, Oliveira JP, Waldek S et al. Nefropatia em homens e mulheres com doença de Fabry: descrição transversal de pacientes antes do tratamento com terapia de reposição enzimática. Nephrol Dial Transplant 2008; 23: 1600-1607

25. Desnik RJ, Ioannou YA, Eng MC. Deficiência de a-galactose A: Doença de Fabry. In: Scriver CR, Beaudet AL, Shy WS, Valle D, editores. The metabolic and molecular bases of Inherited diseases (As bases metabólicas e moleculares das doenças hereditárias). 8th ed. McGraw Hill Book; 2001. McGraw Hill Book; 2001. pp. 3733-74. chapter150 [Google Scholar]
26. Amin SS, Jahseen M, Ahamed Z, Zaheer MS, Perwin N. Angioqueratoma corporis diffusum (doença de Fabry) JIACM. 2004;5:79-82. [Google Scholar].
27. Rahman P, Gladman DD, Wither J, Silver MD. Coexistência da doença de Fabry e do lúpus eritematoso sistémico. Clin Exp Rheumatol. 1998;16:475-8. [PubMed] [Google Scholar]
28. Paira SO, Roverano S, Iribas JL, Barceló HA. Manifestações articulares da doença de Fabry. Clin Rheumatol. 1992;11:562-5. [PubMed] [Google Scholar]
29. Martinez P, Aggio M, Rozenfeld P. High incidence of autoantibodies in Fabry disease patients. J Inherit Metab Dis. 2007;30:365-9. [PubMed] [Google Scholar]
30. Rosenmann E, Kobrin I, Cohen T. Kidney involvement in systemic lupus erythematosus and Fabry's disease (Envolvimento renal no lúpus eritematoso sistémico e na doença de Fabry). Nephron. 1983;34:180-4. [PubMed] [Google Scholar]
31. Arias Martínez N, Barbado Hernández FJ, Pérez Martí;n G, Pérez de Ayala C, Casal Esteban V, Vázquez Rodrí;guez JJ. Doença de Fabry associada à artrite reumatoide. Cruzamento multissistémico. An Med Interna. 2003:20, 28-30. [PubMed] [Google Scholar]
32. Lacomis D, Roeske-Anderson L, Mathie L. Neuropatia e doença de Fabry. Muscle Nerve. 2005;31:102-7. [PubMed] [Google Scholar]
33. Schiffmann R. Neuropatia e doença de Fabry: Patogénese e terapia de substituição enzimática. Ata Neurol (Belq) 2006;160:61-5. [PubMed] [Google Scholar]
34. 12. Eng CM, Guffon N, Wilcox WR, Germain DP, Lee P, Waldek S, et al.

Safety and efficacy of recombinant human alpha-galactosidase A replacement therapy in Fabrys disease. N Engl J Med. 2001;345:9-16. [PubMed] [Google Scholar]

35. Beutler E. Gaucher disease: multiple lessons from a single gene disorder. Ata Paediatr Suppl. 2006 Apr;95(451):103-9. doi: 10.1080/08035320600619039. Citação no PubMed

36. Chabas A, Cormand B, Grinberg D, Burguera JM, Balcells S, Merino JL, Mate I, Sobrino JA, Gonzalez-Duarte R, Vilageliu L. Expressão invulgar da doença de Gaucher: calcificações cardiovasculares em três irmãos homozigóticos para a mutação D409H. J Med Genet. 1995 Sep;32(9):740-2. doi: 10.1136/jmg.32.9.740. Citação no PubMed ou Artigo gratuito no PubMed Central

37. Eblan MJ, Goker-Alpan O, Sidransky E. Perinatal lethal Gaucher disease: a distinct phenotype along the neuronopathic continuum (Doença de Gaucher letal perinatal: um fenótipo distinto ao longo do continuum neuronopático). Fetal Pediatr Pathol. 2005 Jul- Out;24(4-5):205-22. doi: 10.1080/15227950500405296. Citação no PubMed

38. George R, McMahon J, Lytle B, Clark B, Lichtin A. Calcificação grave da valva e do arco aórtico num doente com doença de Gaucher homozigótico para a mutação D409H. Clin Genet. 2001 May;59(5):360-3. doi: 10.1034/j.1399-0004.2001.590511.x. Citation on PubMed

39. Grabowski GA, Andria G, Baldellou A, Campbell PE, Charrow J, Cohen IJ, Harris CM, Kaplan P, Mengel E, Pocovi M, Vellodi A. Pediatric non-neuronopathic Gaucher disease: presentation, diagnosis and assessment. Declarações de consenso. Eur J Pediatr. 2004 Feb;163(2):58-66. doi: 10.1007/s00431-003-1362-0. Epub 2003 Dec 16.on PubMed

40. Kurolap A, Del Toro M, Spiegel R, Gutstein A, Shafir G, Cohen IJ, Barrabes JA, Feldman HB. Doença de Gaucher tipo 3c: Novos doentes com apresentações únicas e revisão da literatura. Mol Genet Metab. 2019 Jun; 127 (2): 138-146.

doi: 10.1016 / j.ymgme.2019.05.011. Epub 2019 maio 21. Citação no PubMed
41. Groener J, Maaswinkel-Mooy P, Smit V, van der Hoeven M, Bakker J, Campos Y, d'Azzo A. Novas mutações em dois doentes holandeses com galactosialidose infantil precoce. Mol Genet Metab. 2003 Mar;78(3):222-8. doi: 10.1016/s1096-7192(03)00005-2. Citação no PubMed
42. Malvagia S, Morrone A, Caciotti A, Bardelli T, d'Azzo A, Ancora G, Zammarchi E, Donati MA. Novas mutações no gene PPBG levam à perda da proteína PPCA que afecta o nível do complexo beta-galactosidase/neuraminidase e o recetor EBP-. Mol Genet Metab. 2004 May;82(1):48-55. doi: 10.1016/j.ymgme.2004.02.007. Citação no PubMed
43. Matsumoto N, Gondo K, Kukita J, Higaki K, Paragison RC, Nanba E. Um caso de galactosialidose com uma mutação pontual Q49R em homozigotia. Brain Dev. 2008 Oct;30(9):595-8. doi: 10.1016/j.braindev.2008.01.012. Epub 2008 Apr 18. Citação no PubMed
44. Nobeyama Y, Honda M, Niimura M. Um caso de galactosialidose. Br J Dermatol. 2003 Aug;149(2):405-9. doi: 10.1046/j.1365-2133.2003.05488.x. Citation on PubMed
45. Funke H, von Eckardstein A, Pritchard PH, Albers JJ, Kastelein JJ, Droste C. et al. Um defeito molecular que causa a doença do olho de peixe: uma troca de aminoácidos na lecitina-colesterol aciltransferase (LCAT) leva à perda selectiva da atividade da alfa-LCAT. Proc Natl Acad Sci U S A. 1991;88(11):4855-9. [PMC livre artigo] [PubMed] [Google Scholar]
46. Klein HG, Lohse P, Pritchard PH, Bojanovski D, Schmidt H, Brewer HB Jr. Two different allelic mutations in the lecithin-cholesterol acyltransferase gene associated with the fish eye syndrome Lecithin-cholesterol acyltransferase (Thr123 Ile) and lecithin-cholesterol acyltransferase (Thr347----Met) J Clin Invest. 1992;89(2):499- 506. [PMC free article] [PubMed] [Google Scholar]
47. Gigante M, Ranieri E, Cerullo G, Calabresi L, Iolascon A, Assmann G. et al.

Deficiência de LCAT: caraterização molecular e fenotípica de uma família italiana. J Nephrol. 2006;19(3):375-81. [PubMed] [Google Scholar]
48. Seidel D, Alaupovic P, Furman RH. Uma lipoproteína que caracteriza a iterícia obstrutiva I Método de separação quantitativa e identificação de lipoproteínas em indivíduos com iterícia. J Clin Invest. 1969;48(7):1211-23. [PMC free article] [PubMed] [Google Scholar]
49. Chen C, Applegate K, King WC, Glomset JA, Norum KR, Gjone E. Um estudo das pequenas lipoproteínas esféricas de alta densidade de pacientes afectados por lecitina familiar: deficiência de colesterol aciltransferase. J Lipid Res. 1984;25(3):269-82. [PubMed] [Google Scholar]
50. Borysiewicz LK, Soutar AK, Evans DJ, Thompson GR, Rees AJ. Insuficiência renal na deficiência familiar de lecitina: colesterol aciltransferase. Q J Med. 1982;51(204):411-26. [PubMed] [Google Scholar]
51. Ohta Y, Yamamoto S, Tsuchida H, Murano S, Saitoh Y, Tohjo S. et al. Nefropatia de deficiência familiar de lecitina-colesterol aciltransferase: relato de um caso. Am J Kidney Dis. 1986;7(1):41-6. [PubMed] [Google Scholar]
52. Holleboom AG, Kuivenhoven JA, van Olden CC, Peter J, Schimmel AW, Levels JH. et al. Proteinúria na primeira infância devido a uma deficiência familiar de LCAT causada pela perda de uma ligação dissulfureto na lecitina:colesterol acil
transferase. Atherosclerosis. 2011;216(1):161-5. [PubMed] [Google Scholar]
53. Jahanzad I, Amoueian S, Attaranzadeh A. Deficiência familiar de lecitina-colesterol aciltransferase. Arch Iran Med. 2009;12(2):179-81. [PubMed] [Google Scholar]
54. Aranda P, Valdivielso P, Pisciotta L, Garcia I, Garca AAC, Bertolini S. et al. Gestão terapêutica de um novo caso de deficiência de LCAT com uma abordagem multifatorial a longo prazo baseada em doses elevadas de bloqueadores dos receptores da angiotensina II (BRA) Clin Nephrol. 2008;69(3):213-8. [PubMed] [Google Scholar]

55. Miarka P, Idzior-Walus B, Kuzniewski M, Walus-Miarka M, Klupa T, Sulowicz W. Tratamento com corticosteróides da doença renal num doente com deficiência familiar de lecitina-colesterol aciltransferase. Clin Exp Nephrol. 2011;15(3):424-9. [PubMed] [Google Scholar]

56. Panescu V, Grignon Y, Hestin D, Rostoker G, Frimat L, Renoult E. et al. Recorrência da deficiência de lecitina colesterol aciltransferase após transplante renal. Nephrol Dial Transplant. 1997;12(11):2430-2. [PubMed] [Google Scholar]

57. Asada S, Kuroda M, Aoyagi Y, Fukaya Y, Tanaka S, Konno S. et al. Os adipócitos proliferativos derivados da cultura de teto mantêm um elevado potencial adipogénico adequado para utilização como veículo para a terapia de transdução de genes. Am J Physiol Cell physiol. 2011;301(1):C181-5. [PubMed] [Google Scholar]

58. Bomback AS, Song H, D'Agati VD, Cohen SD, Neal A, Appel GB, Rovin BHA nova mutação da apolipoproteína E, apoE Las , num europeu-americano com glomerulopatia lipoprotéica.Nephrol Dial Transplant. 2010 Oct;25(10):3442-6. doi: 10.1093/ndt/gfq389. Epub 2010 Jul 11.PMID: 20624773

59. Saito T, Matsunaga A, Oikawa SImpacto da glomerulopatia lipoprotéica na relação entre lípidos e doenças renais.Am J Kidney Dis. 2006 Feb;47(2):199-211. doi: 10.1053/j.ajkd.2005.10.017.PMID: 16431249 Review.

60. Zhang B, Liu ZH, Zeng CH, Zheng JM, Chen HP, Zhou H, Li LS. Nível plasmático e variação genética da apolipoproteína E em pacientes com glomerulopatia lipoprotéica.Chin Med J (Engl). 2005 Apr 5;118(7):555-60.PMID: 15820086

61. Cheung CY, Chan AO, Chan YH, Lee KC, Chan GP, Lau GT, Shek CC, Chau KF, Li CS. Uma causa rara de síndrome nefrótica: glomerulopatia lipoprotéica.Hong Kong Med J. 2009 Feb;15(1):57-60.PMID: 19197098

62. Diamond JR. Hiperlipidemia da nefrose: papel fisiopatológico na doença

glomerular progressiva.Am J Med. 1989 Nov;87(5N):25N-29N.PMID: 2486541 Revisão.

63. Ting JA, McRae SA, Schwartz D, Barbour SJ, Riazy MLipoprotein Glomerulopathy, primeiro relato de caso do Canadá.Int J Nephrol Renovasc Dis. 2022 Jun 21;15:207-214. doi: 10.2147/IJNRD.S364890. eCollection 2022.PMID: 35761986 **Artigo PMC gratuito.**

64. Uma revisão actualizada e meta-análise da glomerulopatia lipoproteica. Li MS, Li Y, Liu Y, Zhou XJ, Zhang H.Front Med (Lausanne). 2022 May6;9:905007. doi: 10.3389/fmed.2022.905007. eCollection 2022.PMID: 35602473

65. Kalatzis V, Antignac C. Cystinosis: from gene to disease (Cistinose: do gene à doença). Nephrol Dial Transplant. 2002;17(11):1883-1886. [PubMed] [Google Scholar]

66. 2. Soliman NA, Elmonem MA, van den Heuvel L, et al. Espectro Mutacional do Gene CTNS em Pacientes Egípcios com Cistinose Nefropática. JIMD Rep. 2014;14:87-97. [Artigo PMC gratuito] [PubMed] [Google Scholar]

67. 3. Ivanova E, De Leo MG, De Matteis MA, Levtchenko E. Cistinose: apresentação clínica, patogénese e tratamento. Pediatr Endocrinol Rev. 2014;12(1):176- 84. [PubMed] [Google Scholar]

68. 4. Soliman AN, El-Baroudy R, Rizk A, et al. Cistinose nefropática em crianças: uma doença negligenciada. Saudi J Kidney Dis Transpl. 2009;20(3):436- 42. [PubMed] [Google Scholar]

69. 5. Pache de Faria Guimaraes L, Seguro AC, Shimizu MH, et al. N-acetilcisteína está associada à melhora da função renal em pacientes com nefropatia
cistinose. Pediatr Nephrol. 2014;29(6):1097-102. [PubMed] [Google Scholar]

70. 6. Al Haggar M. Cystinosis as a lysosomal storage disease with multiple mutant alleles: phenotypic-genotypic correlations. World J Nephrol. 2013;2(4):94- 102. [Artigo PMC gratuito] [PubMed] [Google Scholar]

71. 7. Gultekingil Keser A, Topaloglu R, Bilginer Y, Besbas N. Complicações endocrinológicas a longo prazo da cistinose. Minerva Pediatr. 2014;66(2):123-30. [PubMed] [Google Scholar]

72. 8. Emma F, Nesterova G, Langman C, et al. Nephropathic cystinosis: an international consensus document. Nephrol Dial Transplant. 2014;29(4):87-94. [Artigo PMC gratuito] [PubMed] [Google Scholar]

73. 9. Galina Nesterova, William Gahl A. Cystinosis: the evolution of a treatable disease (Cistinose: a evolução de uma doença tratável). Pediatr Nephrol. 2013;28(1):51-59. [Artigo PMC gratuito] [PubMed] [Google Scholar]

74. 10. Nesterova G, Gahl W. Nephropathic cystinosis: late complications of a multisystemic disease. Pediatr Nephrol. 2008;23(6):863-878. [PubMed] [Google Scholar]

75. 11. Cherqui S. Cysteamine therapy: a treatment for cystinosis, not a cure. Kidney Int. 2012;81(2):127-129. [Artigo PMC gratuito] [PubMed] [Google Scholar]

76. 12. Ariceta G, Lara E, Camacho JA, et al. Cysteamine (Cystagon®) aderência em pacientes com cistinose em Espanha: sucesso em crianças e um desafio em adolescentes e adultos. Nephrol Dial Transplant. 2015;30(3):475-80 [Artigo PMC gratuito] [PubMed] [Google Scholar]

77. 13. Gahl WA, Balog JZ, Kleta R. Nephropathic cystinosis in adults: natural history and effects of oral cysteamine therapy. Ann Intern Med. 2007;147(4):242- 50 [PubMed] [Google Scholar]

78. 14. Brodin-Sartorius A, Tête M-J, Niaudet P, et al. A terapia com cisteamina atrasa a progressão da cistinose nefropática em adolescentes e adultos tardios. Kidney Int. 2012;81(2):179-189. [PubMed] [Google Scholar]

79. 15. Bertholet-Thomas A, Bacchetta J, Tasic V, et al. Nephropathic Cystinosis - A Gap between Developing and Developed Nations. N Engl J Med. 2014;370(14):1366- 7. [PubMed] [Google Scholar]

80. 16. Spicer RA, Clayton PA, McTaggart SJ, Zhang GY, Alexander SI. Patient

and graft survival following kidney transplantation in recipients with cystinosis: a cohort study (Sobrevivência do paciente e do enxerto após transplante renal em receptores com cistinose: um estudo de coorte). Am J Kidney Dis. 2015;65(1):172-3. [PubMed] [Google Scholar]

81. . Brodehl J, Hagge W, Gellisen K. Alterações na função renal na cistinose. I. Inulina, PAH e depuração de electrólitos em várias fases da doença. Ann Paediatr. 1965;205:131-54.

82. Baum M. The fanconi syndrome of cystinosis: insights into the pathophysiology. Pediatr Nephrol. 1998;12:492-7. 25.

83. Roth KS, Foreman JW, Segal S. The Fanconi syndrome and mechanisms of tubular transport dysfunction (A síndrome de Fanconi e os mecanismos de disfunção do transporte tubular). Kidney Int. 1981;20:705-16. 26.

84. Gaide Chevronnay HP, Janssens V, Van Der Smissen P, N'Kuli F, Nevo N, Guiot Y, Levtchenko E, Marbaix E, Pierreux CE, Cherqui S, Antignac C, Courtoy PJ. Time course of pathogenic and adaptation mechanisms in cystinotic mouse kidneys. J Am Soc Nephrol. 2014;25:1256-69. 27.

85. Wilmer MJ, Schoeber JP, van den Heuvel LP, Levtchenko EN. Cistinose: ferramentas práticas para diagnóstico e tratamento. Pediatr Nephrol. 2011;26:205-15. 28.

86. O'Regan S, Mongeau JG, Robitaille P. Um doente com cistinose que apresenta as caraterísticas da síndrome de Bartter. Ata Paediatr Belg. 1980;33:51-2. 29.

87. Ozkan B, Cayir A, Kosan C, Alp H. Cistinose com achados de síndrome de Barter. J Clin Res Pediatr Endocrinol. 2011;3:101-4. 30.

88. Gahl WA, Reed GF, Thoene JG, Schulman JD, Rizzo WB, Jonas AJ. Cysteamine therapy for children with nephropathic cystinosis (Terapia com cisteamina para crianças com cistinose nefropática). N Engl J Med. 1987;316:971-7. 31.

89. Asplin JR. Nefrolitíase hiperoxalúrica de cálcio. Endocrinol Metab Clin

North Am. 2002;31:927-949. [PubMed] [Google Scholar]
90. Milliner DS. As hiperoxalúrias primárias: um algoritmo para o diagnóstico. Am J Nephrol. 2005;25:154-160 [PubMed] [Google Scholar]
91. Robijn S, Hoppe B, Vervaet BA, D'Haese PC, Verhulst A. Hiperoxalúria: um eixo intestino-rim? Kidney Int. 2011;80:1146-1158. [PubMed] [Google Scholar]
92. Arena R, Cahalin LP. Avaliação da aptidão cardiorrespiratória e da função muscular respiratória na população obesa. Prog Cardiovasc Dis. 2014;56:457-464. [PubMed] [Google Scholar]
93. Hoppe B, Langman CB. Um inquérito nos Estados Unidos sobre o diagnóstico, tratamento e resultados da hiperoxalúria primária. Pediatr Nephrol. 2003;18:986-991. [PubMed] [Google Scholar]
94. Spasovski G, Beck BB, Blau N, Hoppe B, Tasic V. Diagnóstico tardio de hiperoxalúria primária após transplante renal falhado. Int Urol Nephrol. 2010;42:825- 829 [PubMed] [Google Scholar]
95. Lorenzo V, Torres A, Salido E. Hiperoxalúria primária. Nefrologia. 2014;34:398-412. [PubMed] [Google Scholar]
96. Ligação YH. Juicing is not all juicy. Am J Med. 2013;126:755-756. [PubMed] [Google Scholar]
97. 9. Getting JE, Gregoire JR, Phul A, Kasten MJ. Oxalate nephropathy due to 'juicing':case report and review. Am J Med. 2013;126:768-772. [PubMed] [Google Scholar]
98. Holmes RP, Goodman HO, Assimos DG. Contribuição do oxalato dietético para a excreção urinária de oxalato. Kidney Int. 2001;59:270-276. [PubMed] [Google Scholar]
99. Farinelli MP, Richardson KE. Oxalate synthesis from [14C1]glycollate and [14C1]glyoxylate in the hepatectomized rat. Biochim Biophys Ata. 1983;757:8-14. [PubMed] [Google Scholar]
100. Burchell A. Glycogen storage diseases and the liver. Baillieres Clin Gas-

troenterol. 1998;12(2):337–54. https://doi.org/10.1016/s0950-3528(98) 90138-5.

101. . Chen YT, et al. Doença renal na doença de depósito de glicogénio tipo I. N Engl J Med. 1988;318(1):7-11. https://doi.org/10.1056/nejm198801073180102.

102. Lei KJ, et al. Mutações no gene da glucose-6-fosfatase que causam a doença de armazenamento de glicogénio tipo 1a. Science. 1993;262(5133):580–3. https:// doi.org/10.1126/science.8211187.

103. Kishnani PS, et al. Diagnosis and management of glycogen storage disease type I: a practice guideline of the American College of Medical Genetics and Genomics. Genet Med. 2014;16(11): e1. https://doi.org/10. 1038/gim.2014.128.

104. Rajas F, et al. Lessons from new mouse models of glycogen storage disease type 1a in relation to the time course and organ specifcity of the disease. J Inherit Metab Dis. 2015;38(3):521-7. https://doi.org/10.1007/ s10545-014-9761-0.

105. Wolfsdorf JI, Lafel LM, Crigler JF Jr. Metabolic control and renal dysfunction in type I glycogen storage disease (Controlo metabólico e disfunção renal na doença de armazenamento de glicogénio de tipo I). J Inherit Metab Dis. 1997;20(4):559-68. https://doi.org/10.1023/a:1005346824368.

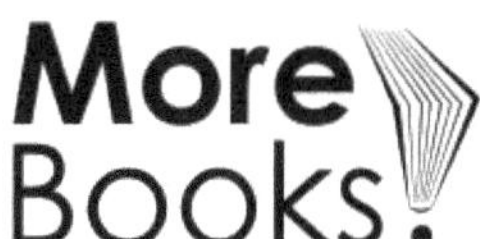

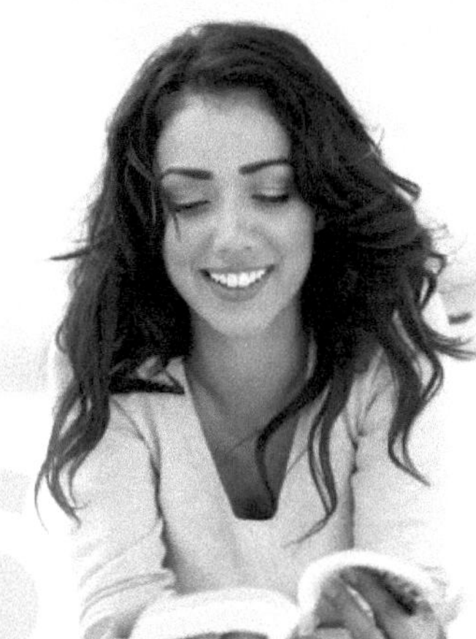

yes

I want morebooks!

Buy your books fast and straightforward online - at one of world's fastest growing online book stores! Environmentally sound due to Print-on-Demand technologies.

Buy your books online at
www.morebooks.shop

Compre os seus livros mais rápido e diretamente na internet, em uma das livrarias on-line com o maior crescimento no mundo! Produção que protege o meio ambiente através das tecnologias de impressão sob demanda.

Compre os seus livros on-line em
www.morebooks.shop

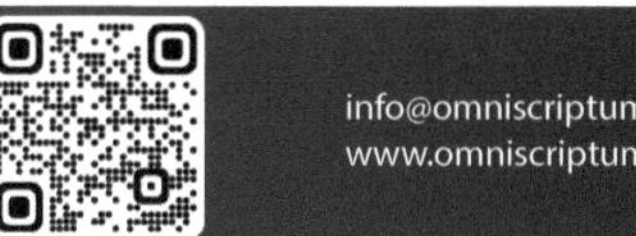

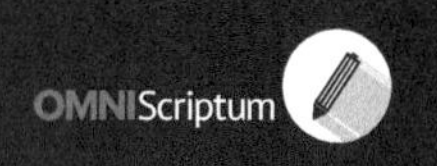

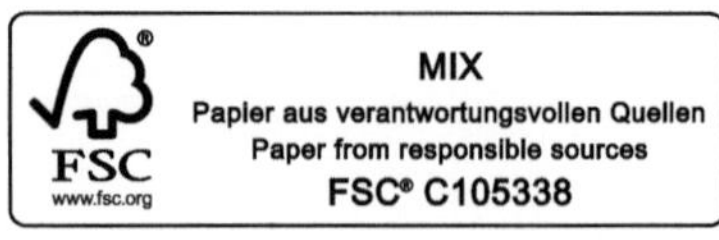

Printed by Books on Demand GmbH, Norderstedt / Germany